图解哺乳期中医母婴养护系列

婴儿常见疾病按摩调理

杨振杰 ◎ 编著

 中国健康传媒集团

中国医药科技出版社

内容提要

本书为丛书之一，针对婴儿常见疾病相关知识及按摩调理进行详细解说。本书介绍了婴儿的生理、病理特点、小儿推拿的作用原理，以及婴儿常见疾病特征和按摩调理方法。全书图文并茂，文字通俗易懂，使读者能够快速掌握相关理念与方法，易学易用。且正文后附以"小贴士"，补充正文相关内容，形式新颖。

本书适合没有医学知识背景的新手爸妈们、临床护理人员及家政服务人员参阅。

图书在版编目（CIP）数据

婴儿常见疾病按摩调理 / 杨振杰编著 . — 北京：中国医药科技出版社，2022.1
（图解哺乳期中医母婴养护系列）
ISBN 978-7-5214-2768-4

Ⅰ.①婴… Ⅱ.①杨… Ⅲ.①小儿疾病—常见病—按摩疗法（中医）—图解
Ⅳ.① R272-64

中国版本图书馆 CIP 数据核字（2022）第 015301 号

美术编辑 陈君杞
版式设计 也 在

出版	**中国健康传媒集团** ┃ 中国医药科技出版社
地址	北京市海淀区文慧园北路甲 22 号
邮编	100082
电话	发行：010-62227427　邮购：010-62236938
网址	www.cmstp.com
规格	710×1000mm ¹/₁₆
印张	14 ³/₄
字数	221 千字
版次	2022 年 1 月第 1 版
印次	2022 年 1 月第 1 次印刷
印刷	三河市万龙印装有限公司
经销	全国各地新华书店
书号	ISBN 978-7-5214-2768-4
定价	**56.00 元**

获取新书信息、投稿、为图书纠错，请扫码联系我们。

前言

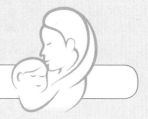

十月怀胎，一朝分娩，随着宝宝呱呱坠地，新手爸妈们进入了手忙脚乱的育儿过程。这是一段全新的生活体验，无论是爸妈，还是宝宝，都在不断接受考验。因此，产后哺乳期，对于全家人来说，都是一个不容忽视的关键时期。很多妈妈感慨，熬过了怀胎十月的辛苦，却熬不过哺乳期的各种身心折磨。

为了帮助新手爸妈们顺利、平稳地渡过哺乳期，尽情享受抚育子女的快乐，我们在临床不断收集、整理大家遇到的哺乳期难题，参考古今文献，并结合实践经验，将哺乳期常见妇儿疾病的防治方法汇集成册，以期对大家的幸福生活有所助益。

本套丛书共6册，分为"妈妈篇"和"宝宝篇"两部分，其中"妈妈篇"4册，包含哺乳期乳汁淤积、急性乳腺炎、乳汁不足、乳头异常及产后养护等主题；"宝宝篇"2册，包含婴儿生长发育与按摩保健及常见疾病按摩调理等内容。

我们致力于将本套丛书打造为"字典式图书"，读者根据需求检索目录，即可快速了解相关病症的临床表现、辨证分型、按摩调理取穴与方法等。更重要的是，在各个疾病的诊治方法之外，我们还重点强调了衣、食、住、行等生活调护，体现"上工治未病"的预防为主、医养结合的理念。

总之，本套丛书的出版，不仅能够帮助新手爸妈们和护理人员系统了解哺乳期妇儿养护知识，还能帮助学习、掌握简单的诊治方法，从容应对哺乳期的各种突发状况。因此，我们尝试将专业知识通俗化，将艰涩的文字图示化，并分享大量临床典型病例，目的就是让没有医学知识储备的家长们也能轻松掌握，解决简单的哺乳期常见问题。

感谢"山东大学医养健康产业项目"及"山东大学教育教学改革研究项目"对丛书撰写与出版的资助，感谢中国医药科技出版社对出版的大力支持。

杨振杰

2021 年 5 月

编写说明

　　哺乳期是指产后妈妈们用自己的乳汁喂养宝宝的时期，也就是开始哺乳到停止哺乳的这段时间，一般长约10个月到1年。小儿身体柔弱，哺乳期的宝宝则尤其娇弱，而且宝宝在完成从胎儿到新生儿，从首次吸吮母乳到开始添加辅食，从吃单一辅食到吃品种多样的食物，从仅会哭闹到学会爬行、站立、走路的过程中，身体和心理都在不断发生变化，更需要爸爸妈妈们在衣、食、住、行、医等方面给予特别的关注。

　　随着医学不断发展，爸爸妈妈们对待宝宝疾病的态度也在发生变化，开始倾向于主动选择非药物疗法。小儿推拿是中医学的重要组成部分，在整体观念的基础上，以阴阳五行、脏腑经络等学说为理论指导，运用各种手法刺激穴位，使经络通畅、气血流通，以达到调整脏腑功能、治病保健的目的。

　　本书可以帮助家长正确、高效地应用小儿推拿疗法，另外解答了家长常见的疑问：穴位是向上推还是向下推？摩腹是顺时针还是逆时针？治疗发热需要推哪些穴位？为什么治疗腹泻还要用通便的穴位？为什么宝宝好几天不吃饭，医生还说宝宝不饿？为什么医生总说宝宝吃得太多？

　　因此，本书除了教给读者如何有效地运用按摩方法调理婴儿常见疾病，更突出了"医养结合""上工治未病"的思想，在各个常见疾病的按摩调理之外，强调小儿科学喂养知识，体现医养并重、防重于治的理念。

　　本书所涉及疾病之按摩方法，均经大量临床验证有效，各方法皆以插画形式描述，利于读者对照操作。处方中所有穴位的定位、操作、作用、主治、应用等信息均在本丛书"宝宝篇"《婴儿生长发育与按摩保健》一书中有详细介绍，各位读者可参照。

杨振杰

2021 年 5 月

目录

婴儿的
生理特点

婴儿的
病理特点

小儿推拿的作用原理

四诊合参

婴儿
常见疾病
按摩调理

婴儿的生理特点

1. 脏腑娇嫩，形气未充
2. 生机蓬勃，发育迅速

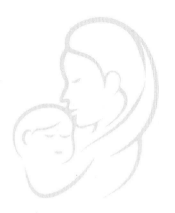

① 脏腑娇嫩，形气未充

宝宝出生后，五脏六腑、气血津液、筋肉骨骼等形态结构和生理功能均未发育完善。这时的宝宝脏腑柔弱，气血未充，经脉未盛，神气怯弱。

古人用"稚阴稚阳"来形容这一时期宝宝的状态。所谓"稚"，就是指幼稚、不足、不完善、不充实、不稳定。"稚阴"指宝宝肌肤疏薄，毛发不密，脏腑娇嫩，筋骨不强，血脉短少，津液不充；"稚阳"指宝宝阳气不足，防御、气化、温煦、推动、固摄能力低下。

因此，宝宝的适应能力较差，调节修复能力也不足，在这种"稚"的水平上建立起来的阴阳平衡是非常脆弱的，容易出现阳病及阴、阴病及阳甚至阴阳离决等情况。

② 生机蓬勃，发育迅速

宝宝的另一个生理特点是生长发育迅猛，无论是肢体还是智力，尤其是哺乳期的宝宝，身心发育速度极快，如同旭日初升、草木方萌，故古人认为小儿属"纯阳之体"。

小贴士

哺乳期宝宝身体娇弱，脏腑、筋骨、脑髓、血肉等有形物质都十分娇嫩，而生长发育却迅速、蓬勃，对营养物质的需求格外迫切。因此，古人认为小儿"阳常有余，阴常不足"。宝宝的这一生理特点，对后面讲到的各种常见疾病的治疗、养护有重要的意义。

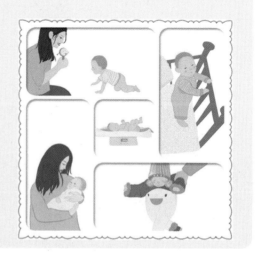

婴儿的病理特点

1. 抵抗力差，易于发病
2. 发病迅速，易于传变
3. 脏气清灵，易趋康复

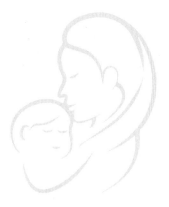

1 抵抗力差，易于发病

因为宝宝生理上"稚阴稚阳"，脏腑娇弱，形气未充，所以宝宝对疾病的抵抗能力比较差，常常因为喂养失当、冷暖失调而生病。当遇到突然的强烈刺激后，也容易因受惊吓而生病。

2 发病迅速，易于传变

宝宝越小，就越容易发病，传变也越迅速。所谓"脏腑柔弱，易虚易实，易寒易热"。如诊治失当，则极易变生他病，使轻病变重，重病转危。

3 脏气清灵，易趋康复

宝宝生病后虽有传变迅速、易变生他病的危险，但因其生机蓬勃、活力旺盛、脏气清灵的特点而易趋康复。而且宝宝患病的原因相对单纯，除寒温失调、饮食不节、暴受惊吓外，几乎没有情志损害，因此病后若及时有效地诊治、调护，其病情好转速度往往快于成人，容易康复。

 小贴士

哺乳期宝宝的患病原因常常为寒暖不能自调，饮食不知节制，或受惊吓，因此，爸爸妈妈们对宝宝的衣食养护要格外当心。古人云："若要小儿安，常带三分饥与寒。"就是指导爸爸妈妈们合理养育宝宝的准则。在书中各疾病的治疗中，我们还会反复告知大家如何合理养育宝宝。

小儿推拿的
作用原理

1. 调和阴阳

2. 调整脏腑

3. 补虚泻实

4. 调理气机

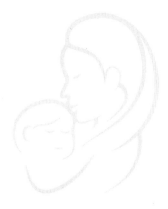

生理上的"稚阴稚阳"，决定了宝宝对外界环境被动的适应性及依赖性，而小儿推拿恰恰是来自外界环境的一种刺激，只不过，这是一种良性的、有序的、具有双向调节作用的，并对宝宝生长发育及抵抗疾病有益的外界刺激。小儿推拿通过特定手法与穴位作用，以扶正祛邪、调和阴阳，使脏腑、经络、气血和调，达到治疗小儿疾病的目的。

❶ 调和阴阳

中医学认为，疾病发生的根本原因在于阴阳失调。通过推拿，使紊乱的阴阳关系复归于平衡状态，是治疗疾病的基本原则。位于四肢外侧、上半身及后背部的穴位多具有温煦作用，其性似火，可以用来治疗寒证或慢性久病。如畏寒、肢冷、久泻、久喘、遗尿等，就可以用外劳宫、一窝风、三关、督脉穴、背俞穴等为主治疗；而四肢内侧、下半身和腹部穴位多具有滋润作用，其性似水，可以用来治疗热证或急性病证。如高热、神昏、惊厥、便秘、哮喘急性发作等，可以用小天心、内八卦、天河水、六腑及任脉穴等为主治疗。

 小贴士

调和阴阳，要以平为期，病愈即止，讲究"恰到好处"。不宜过度治疗，以免造成新的阴阳失衡。实际操作时，除了选用属性相同的穴位一同使用以加强疗效外，还应酌情配合使用阴阳属性相反的穴位，用以制约阴或阳的相对偏盛，也能增强治疗效果。这是中医"阳中求阴""阴中求阳"，相反相成之意。

2 调整脏腑

五脏六腑构成人体的基本框架，气血是填充于内的精微物质，气血充足，运行有序，则脏腑功能强壮，人体健康。对于宝宝来说，脏腑娇嫩，"稚阴稚阳"，采用推拿方法使其气血和调，五脏六腑正常行使各自功能，则尤为重要。

小儿推拿的穴位与成人不同，很多穴位位于手部，以脏腑命名，可知其作用首先就是调整相应脏腑功能。如大肠穴，向心推称"补大肠"，可以治腹泻；离心推称"清大肠"，可以治便秘。又如脾经，向心推称"补脾经"，能健脾益气，治疗脾气虚弱之证；离心推称"清脾经"，能清热利湿，治疗脾胃湿热之证。

然而，宝宝有"心肝常有余""脾常不足""肾病多虚"等特点，因此在治疗脾虚诸证时常用补脾经，而治疗肺虚时，仍要补脾，以"培土生金"，在治疗肾虚时，还要补脾，以"后天养先天"。

小贴士

肾为先天之本，脾为后天之本。

按照五行理论，五脏六腑与五官九窍相通，五官九窍依赖五脏气血的滋养发挥功能，而刺激五官九窍也会使相应内脏得到感应。因此治疗五官疾病时，可以用五脏六腑穴位；而治疗脏腑疾病时，也可以利用五官九窍部位。如肺开窍于鼻，推拿迎香等鼻部穴位，可以开宣肺气，能治疗感冒等肺脏疾病。

五脏还与五体相关，即肝主筋，心主血脉，脾主四肢肌肉，肺主皮毛，肾主骨。筋、脉、肉、皮、骨五体依赖五脏气血滋养而濡润，而五体的正常运行也会反过来影响五脏功能。如宝宝惊风抽搐，角弓反张，是筋的病，为风邪作祟，肝脏不调所致，因此通过清肝经以平肝、镇惊、调筋，则抽搐可止。

另外还有些穴位对脏腑有特殊的治疗作用，如运外八卦能"通一身之气血，开脏腑之秘结"，揉二扇门能"发脏腑之汗"等。

3 补虚泻实

虚是指人体的正气不足，包括精、气、血、津、液等基本物质的匮乏；实是指邪气亢盛，比如外感六淫、宿食、痰涎、瘀血、肿块等。推拿时，要根据宝宝的身体虚实状态，正确选择补法或泻法，有效治疗，以免发生用泻法治虚证而使身体更虚，用补法治实证而令邪气更盛的情况。

一般来讲，同一个手法，用力轻为补，用力重为泻；推拿时间长为补，时间短为泻；频率慢为补，频率快为泻；向心推为补，离心推为泻；顺经脉走向推为补，逆经脉走向推为泻。

 小贴士

上述规律也有例外，例如肾经，用拇指指腹自掌根向小指尖平推，称"补肾经"，即是离心为补，反之为泻。且轻重、快慢、长短等概念均是相对而言的，目前没有指标能将它们完全量化，操作者的经验在这里显得尤为重要。

4 调理气机

气机是指气在体内的运动变化，包括升、降、出、入。气机失调，则可出现气逆、气郁、气滞、气陷、气闭甚至气机泄脱等病变。推拿可以使得体内无序的气血运行重新步入正轨，从而达到治疗疾病的目的。如阴虚火旺的口舌生疮，除了掐揉内劳宫以清热除烦外，还可使用涌泉穴以引火归原，使心火下移，从大小便而解。

四诊合参

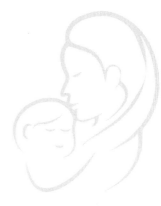

哺乳期的宝宝不会说话，无法用语言来描述身体的不适，我们只能靠眼睛、鼻子、耳朵、手指去仔细搜集蛛丝马迹，然后将收集到的信息进行整合、分析、辨证，从而获得正确的诊断。中医学把望、闻、问、切四诊并用称为四诊合参。

小贴士

望、闻、问、切四诊，是调查了解疾病的四种诊断方法，各有其独特的作用，不能相互取代，而要互相结合、取长补短。

一、望诊

宝宝肌肤柔嫩，反应灵敏。凡外感六淫，内伤乳食，以及脏腑自身功能失调，或气血阴阳偏盛偏衰等，均易从面、唇、舌等各部位"形诸于外"。而且，这些现象不易受宝宝主观因素影响。因此，我们可通过望诊以了解宝宝的全身情况，获得与疾病有关的症状、体征。

望诊主要有整体望诊（包括望神色、望形态等）和分部望诊。（如望苗窍、望二便、望指纹、望斑疹等）。

小贴士

在光线充足的环境下，望诊的结果往往是四诊中最可靠的。

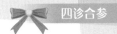

1 望神色

神，是人体生命活动的总称，是人的精神意识与思维活动，是脏腑、气血、精津、阴阳是否充足、和调的外在表现。望神色就是望宝宝的精神、气色。若宝宝精神振作，两目有神，表情活泼，面色红润，呼吸调匀，反应敏捷，则提示气血调和，神气充沛，是健康或病情清浅之象，虽病也一般预后良好；反之，宝宝精神不振，两目无神，表情呆滞，面色晦暗，呼吸不匀，反应迟钝，倦怠少动，则为体弱或病情较重之象，此时，即使表现出来的症状不重，家长也要提高警惕，以防生变。

例如发热的宝宝，体温超过38.5℃，但不哭不闹，玩耍自如，那么爸爸妈妈们还不用太担心，只需要给予对症处理，密切观察病情变化即可。相反，虽然宝宝体温始终在37.5~38℃，但两目无神、精神萎靡、不思饮食、嗜睡，则是"无神"的表现，往往提示病情严重，提醒家长们不可以掉以轻心。

小贴士

一般认为，宝宝面色苍白，提示寒证、虚证；面色黄，提示脾胃虚弱或湿热相兼；面色红赤，提示热证；面色青，提示寒证、痛证、瘀血、惊风；面色黑，提示寒证、痛证、水饮、血瘀。

2 望形态

形，指形体；态，指动态。望形态就是观察宝宝形体的强弱胖瘦和动静姿态。按照五行学说，人体的五脏六腑分属五行，并与四肢百骸相联系。当观察到形体、动作的异常，就可以分析导致这一异常表现的内在脏腑原因，并给以相应治疗。这种透过现象看本质的诊断方法又称为"司外揣内"，或"有诸内必形诸外"。例如，宝宝发育正常、筋骨强健、肌肤丰润、毛发黑泽、姿态活泼，常说明宝宝先天禀赋充足，营养良好，很少患病，或虽病也轻浅易愈；相反，若宝宝生长迟缓、筋骨软弱、肌肉瘦削、皮肤干枯、毛发萎黄、囟门逾期不合、姿态呆滞，则往往胎禀不足，营养不良，患病概率就要高很多，而且病情往往较重，迁延难愈。

再比如，望见宝宝头颅方大、囟门迟闭、出牙晚、发黄稀疏、鸡胸、龟背、串珠肋、站立行走迟缓无力等症状时，多提示宝宝患有佝偻病；而望见宝宝形体羸瘦、颈细腹大、发稀，额部青筋暴露、面色萎黄等，常常是疳积证的表现。宝宝喜俯卧，多为乳食积滞；喜蜷卧，多为腹痛；颈项强直、角弓反张、四肢拘急抽搐，常提示惊风；宝宝前臂旋前、肘屈曲状态，多为桡骨头半脱位。

③ 望苗窍

苗窍指目、舌、口、鼻、耳及前后二阴。五官九窍分属五行，并与五脏六腑相对应，察其异常，可以帮助诊断疾病。

小贴士

肝开窍于目，心开窍于舌，脾开窍于口，肺开窍于鼻，肾开窍于耳及前后二阴。

肝开窍于目。目珠灵活、目光有神、睁闭自如，是肝肾气血充沛的表现。若眼睑浮肿，常提示水肿；眼睑开合无力，多为元气虚急；睡觉时闭目露睛，是脾虚气弱之象；两目直视、瞪目不活，为肝风内动；白睛黄染，多见于黄疸；眼眶凹陷、啼哭无泪，多提示久病泻痢后津液大伤。

心开窍于舌。望舌主要包括望舌体、舌质、舌苔3个方面。正常宝宝舌体柔软、淡红润泽、伸缩自如，舌面有干湿适中的薄苔。若舌红，甚至

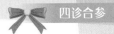

生疮，则属心火上炎；舌质紫暗或有瘀斑，多为心血瘀阻；舌质淡白胖嫩，为心阳不足；舌质红绛瘦瘪，则为心阴不足；舌苔厚腻，或白或黄，多为乳食内停。

小贴士

新生宝宝舌红无苔，哺乳期宝宝见乳白色苔，均属正常。当发现舌苔颜色异常时，要注意宝宝是否吃过某些食物或药物，排除"染苔"。例如，吃铁剂可使苔色发黑，喝豆浆、牛奶可将舌苔染白，吃橘子、蛋黄可将舌苔染黄等。

脾开窍于口，其华在唇。望口唇，主要是观察口唇、口腔黏膜、齿龈、咽喉的颜色、润燥及外形的变化。若唇色淡白，为气血不足；唇色红赤，为热邪作祟；唇色紫滞，提示瘀热互结；面颊潮红而口唇周围苍白，则为猩红热征象。口腔黏膜溃烂，为心脾积热之口疮；口内满布白屑如雪，是鹅口疮；两颊黏膜见针尖大小的白点，周围红晕，为麻疹黏膜斑。咽喉为肺胃之门户，若咽红伴恶寒发热，是外感之象；咽红乳蛾肿痛，为外感风热或肺胃之火上炎；咽痛微红，有灰白色假膜，不易擦去，是白喉之征。

肺开窍于鼻。望鼻时，主要观察鼻子颜色、形态的变化。鼻头色青主腹中痛；色黄主内有湿热；色白多为虚寒；色赤为脾肺二经有热；色黑为水饮或阳热毒盛等。鼻塞流清涕，为风寒感冒；鼻流黄浊涕，为风热犯肺；鼻孔干燥，为肺经燥热伤阴；鼻翼翕动，伴呼吸气急，为肺气郁闭。

肾开窍于耳及前后二阴。宝宝耳窍丰厚，颜色红润，为肾气充沛的表现。若耳窍薄软，耳舟不清，则提示先天肾气未充。男宝宝阴囊不紧不松，提示肾气充沛，若阴囊松弛，多为发热或体虚；阴囊中睾丸肿大、透亮不红，为水疝；阴囊中有物下坠，时大时小，可上下移动，为狐疝；女宝宝前阴潮红灼热，为湿热下注。宝宝肛门脱出，为中气下陷之脱肛；肛门裂开、出血，常见于便秘；泄泻日久，可见肛门红赤。

小贴士

　　宝宝肛门潮湿红痛，需防范"尿布疹"，要勤换尿布，保持肛门局部干燥，或配合使用药物治疗。

4 望二便

　　哺乳期的宝宝以母乳为主要食物，在全母乳喂养期间应该每日产生金黄色糊状便，质地均匀，无酸臭气味。当宝宝大便质地、颜色、气味和排便间隔时间发生改变，往往就预示着疾病的到来。比如宝宝大便稀薄，一日多次，带有泡沫，常常是受凉导致；大便夹有不消化的奶瓣或食物残渣，气味酸臭，往往是食积导致；腹泻日久，宝宝面色萎黄，精神不振，多为食积日久，损伤脾胃、肠道血络有关。

　　再比如小便黄赤、量少者，多为热证；小便清澈、量多者，多为寒证；小便浑浊如米汤，或黄褐如浓茶者，多为湿热下注；小便清长，常常提示肾阳虚、先天不足等。

　　其他有关排便间隔时间异常的问题，在腹泻、便秘、攒肚等疾病的按摩调理中还会详细介绍。

小贴士

　　宝宝出生后3~4天内，大便呈黏稠糊状，褐色，无臭气，每日2~3次，是为胎粪。纯母乳喂养的宝宝，大便呈卵黄色，稠而不成形，略带酸臭气，每日可解3次左右。用牛乳、羊乳为主喂养宝宝时，其大便色淡黄，质地较干硬，有臭气，每日解1~2次。当宝宝添加辅食后，饮食结构渐渐与成人接近，其大便形、质、次数也会渐渐与成人相同。

5 望指纹

这里说的宝宝"指纹"是指食指桡侧的浅表静脉。因宝宝皮肤薄嫩，脉络显露，加之诊脉困难，因此对于 3 岁以下的宝宝，常以诊察指纹代替脉诊脉，作为望诊的内容之一。

指纹分为三关：自虎口至指端，第 1 节为风关，第 2 节为气关，第 3 节为命关。宝宝的正常指纹表现为淡紫色，且不在风关之上显现。

 小贴士

观察指纹时，要将宝宝抱于光亮处，观察者用左手食指、中指固定宝宝手腕，拇指固定宝宝食指末端，用右手拇指在宝宝食指桡侧自命关向风关轻推几次，使指纹显露。

如果指纹在风关，提示邪浅病轻；指纹达气关，则是感邪较重；指纹透命关，达指尖，或显现枝杈纹样，则病尤重，难治，又称"透关射甲"。

指纹颜色也与疾病有关，如色紫为热，淡红为虚，青色为风、痛证，青兼紫黑为血络瘀闭等。

小贴士

指纹的辨证纲要可以归纳为："浮沉分表里，红紫辨寒热，淡滞定虚实，三关测轻重。"指纹的变化虽可反映病变的轻重、深浅，但只能作为辨证的参考，应结合宝宝无病时的指纹状况及患病后的症状表现，全面分析，综合判断。

6 望斑疹

斑和疹多见于外感时行疾病，如麻疹、幼儿急疹、风疹、猩红热等；也可见于某些杂病，如紫癜等。

若斑色红艳，摸之不碍手，压之不褪色，多为热毒炽盛；斑色紫暗，面白肢冷，为气不摄血，血溢脉外。疹小如麻，发热 3~4 天后出疹，口腔黏膜出现黏膜斑者，为麻疹；皮疹细小，色浅红，身热不甚者，为风疹；肤红如锦，疹点密布，身热，舌绛如草莓，多见于猩红热；丘疹、疱疹、结痂并见，疱疹内水液色清，多为水痘；斑丘疹大小不一，形态各异，出没无常，瘙痒难忍，为荨麻疹。

小贴士

斑与疹是不同的。一般来说，斑不高出皮肤表面，压之不褪色；疹则高出皮肤表面，压之褪色。

二、闻诊

闻诊是指医生或爸爸妈妈通过听声音、闻气味的方法来诊断宝宝的疾病。

1 闻声音

宝宝生病常伴有哭闹，若哭声响亮，气力充足，则虽病易治；反之，若哭声低微，呼吸急促，则往往病情危重。

再比如，宝宝咳嗽痰鸣、声音洪亮，多为风热犯肺；喷嚏不断、鼻流清涕，常为风寒侵袭；大便前啼哭，便后安静，多为腹胀痛；哭声低微常为气血虚弱之征兆；神情淡漠，哭而无泪，终日依偎母怀，多为虚寒。

小贴士

啼哭是宝宝的语言，是一种本能。若喂养不当、护理不善，宝宝就会用啼哭来表达痛苦与诉求，此时的啼哭声调一致，声音洪亮，在哺乳、饮水、更换潮湿的尿布、衣物，或抱起安抚后，宝宝心意得到满足，啼哭自止。但要注意，不要无原则地满足宝宝的需求，要允许宝宝适度啼哭，以达到消化饮食物、增加肺活量的目的。

2 闻气味

闻气味包括闻宝宝呕吐物、大小便、全身及居住环境的气味等。

一般宝宝呕吐酸腐是由伤食导致，常伴有大便酸臭，或夹杂不消化的食物残渣、奶瓣等。小便短赤，气味骚臭，可见于湿热下注之证，常因哺乳期的妈妈恣食肥甘厚味导致。

人们常说吃奶的宝宝身上有一股"奶香"，但是对于积食的宝宝来说并非如此。积食的宝宝口气臭秽，打开包被后扑面而来浓重的奶味，甚至宝宝生活的房间里也有一种不新鲜味道，这往往都是喂养过度导致的。

小贴士

妈妈们要时常注意观察宝宝的3个特点：一是手心温度，二是腹部柔软程度，三是身上的味道。如果宝宝手心温度明显高于体温，肚子像小鼓一样硬挺，身上带有浓重的奶味，就说明宝宝近期的饮食过多，有伤食的表现。如果不及时采取措施，很快就可能出现腹泻、便秘、呕吐、高热等症状。

三、问诊

问诊是收集宝宝病情的重要方法之一，但是因为宝宝不会说话，无法用语言表达身体的不舒服，因此这时的问诊只能询问宝宝的看护者。宝宝的问诊内容主要包括：问年龄、问寒热、问出汗、问头身、问二便、问饮食、问睡眠、问既往疾病、问喂养及预防免疫接种史、问妈妈的孕育生产史等。

小贴士

明代医学家张景岳在总结前人问诊要点的基础上写成《十问歌》，清代陈修园又将其修改补充，写成《医学实在易·问证诗》："一问寒热二问汗，三问头身四问便，五问饮食六问胸，七聋八渴俱当辨，九问旧病十问因，再兼服药参机变，妇人尤必问经期，迟速闭崩皆可见，再添片语告儿科，天花麻疹全占验。"

1 问年龄

宝宝的很多疾病都与年龄关系密切，而且用药、推拿治疗时，也要根据年龄大小确定剂量和次数。

一般，宝宝出生1周内，容易患黄疸及脐部疾患；6月龄以内，易患鹅口疮、夜啼、泄泻等病；出生6个月后，易患麻疹、幼儿急疹等传染病，或因辅食添加不当导致食积腹泻、便秘、发热等。

小贴士

问宝宝的年龄时，要问实足年龄。新生宝宝要问明出生天数，2岁以内要问明实足月龄，2岁以上要问实足岁数及月数。

2 问寒热

问寒热主要是指问宝宝的体温高低，及发热的出现时间及变化规律等。例如，宝宝夏季高热，持续不退，伴无汗、口渴、多尿，秋凉后热退，常为夏季热。每于午后或傍晚低热，伴有盗汗，为阴虚发热。夜间发热，伴腹壁、手足心热，不思饮食者，多为食积发热。

辨别寒热性质时，也要结合触摸宝宝头额、胸腹、四肢、手足心的温度，及哺乳时感知到的宝宝的鼻气温度来综合判断。另外，若宝宝出现蜷缩而卧，喜偎母怀，喜暖避冷等表现，常常提示畏寒。

小贴士

宝宝的基础体温为36.9~37.5℃。一般当体温超过基础体温1℃以上时，可认为是发热。其中，低热是指体温波动于38℃左右，高热时体温在39℃以上。连续发热2个星期以上称为长期发热。上述基础体温是指从肛门测得的直肠温度，一般口腔温度较其低0.3~0.5℃，腋下温度又较口腔温度低0.3~0.5℃。

3 问出汗

问出汗主要是指问宝宝出汗的多少、部位、时间等。宝宝肌肤薄嫩，腠理疏松，清阳发越，容易出汗。若在入睡之时头额汗出，量不多，又没有其他症状表现，则不属于病态。若因天气炎热、室温过高、穿衣盖被过厚，或进食热饮、剧烈哭闹后汗出过多，也属于正常的生理现象。

若在白天出汗较多，稍微活动尤甚，体温正常，则为气虚卫外不固的自汗；若入睡则汗出，醒后即止，则为阴虚盗汗。外感发热无汗为风寒侵袭；发热有汗为外感风热。热病汗出而热仍不退，为表邪入里；发热伴口渴、烦躁、大汗、脉洪大者，为里热实证；大汗淋漓，呼吸喘促，肢冷脉伏者，为阳气将绝、元气欲脱之危象。头部出汗为表虚、里热，或阳热上蒸；上半身汗出病症略轻；全身汗出常属重证。前半夜出汗为营不内守，后半夜出汗为虚阳浮越。

4 问头身

哺乳期的宝宝无法诉说身体某个部位的疼痛不适，因此在诊断时，需要结合其他症状，综合判断。如宝宝阵发性哭闹，大便呈果酱色，表述"腹痛"，也可高度怀疑肠套叠等急腹症；宝宝虽未说"头痛"，但出现高热抽搐、呕吐、角弓反张、四肢拘挛等表现，就必须考虑惊风发作。

5 问二便

问二便主要是询问宝宝大小便的次数、性状、颜色及排便时的感觉等。例如宝宝大便溏薄，或先干后溏，或食后即便，次数较多，多为脾虚运化失职之故；泄泻日久，形瘦脱肛，为中气下陷；便时哭闹不安，常为腹痛之征；大便常规检验见红细胞，多为泄泻日久，损伤肠黏膜所致。若小便骚臭，尿道口红肿，多为湿热下注；小便清长，伴四肢厥冷，则多为肾气不足，下元亏虚。

6 问饮食

哺乳期的宝宝以母乳为主要食物，随着月龄增加，渐渐添加各种辅食，因此，饮食状况能直接反映宝宝的身体健康状况。若宝宝不思饮食，伴腹部胀满，大便臭秽或夹杂不消化的食物残渣，多考虑为积食；积食日久，损伤脾胃，则兼见面色苍白无华，神疲倦怠，为脾胃虚弱之证；宝宝喜食异物，或为疳积，或为虫证。

7 问睡眠

宝宝一天当中的大量时间是用来睡觉的，月龄越小，睡眠时间越长，随着月龄增加，睡眠时间可逐渐缩短。一般认为，宝宝睡眠时以安静为佳。若宝宝白天如常，每到夜晚便啼哭不止，夜不能寐，称为夜啼；若睡眠不安，辗转反侧，喜俯卧，则多为食积内热；睡眠不安，多汗，易受惊吓，多见于佝偻病脾虚肝旺证；睡中露睛，多提示久病脾虚。

小贴士

不同月龄的宝宝睡眠时间的长短不一样，一般新生儿一昼夜有 20 小时为睡眠时间；2~3 月龄的宝宝每天除吃奶、大小便外均为睡眠时间，每天约睡 18 小时；4~6 月龄的宝宝白天约睡眠 3 次，每次约 2 小时；7~12 月龄宝宝白天睡眠约 2 次，每次也在 2 小时左右。要注意观察宝宝睡眠时的姿势，防止宝宝被衣物、被子盖住口鼻导致窒息。对于会翻身、爬行的大月龄宝宝，要防止其坠跌。

小贴士

相同月龄的宝宝睡眠时长也有差异。有的宝宝睡眠时间不长，但在醒来时精神很好，反应灵敏，食欲良好，生长正常，智力发育和同龄宝宝相仿，就不用过多担心宝宝睡眠不足的问题。

小贴士

宝宝睡觉时最好不要开灯，否则不利于宝宝养成作息规律，持续的光照还会让宝宝情绪不宁，眼睛不能充分休息，容易造成视网膜损害。现代研究也发现，开灯入睡会影响褪黑素的正常分泌，影响宝宝的生长发育。爸爸妈妈们要想在晚上观察宝宝，可在远离宝宝的位置安一个光线较暗的小夜灯。

8 **问既往疾病、喂养及预防接种史**

要注意询问宝宝出生过程是否顺利，有无产伤、缺氧；宝宝的体格和智力发育情况，如坐、立、行、语、齿等出现的时间，囟门的闭合时间，身高、体重、头围的增长情况；是否得过严重的、容易留有后遗症的疾病，当时的治疗过程、治疗效果；是否有家族遗传性疾病等，均可体现宝宝的身体健康状况，是需要我们关注的问题。

要详细了解宝宝的喂养方式及辅食的添加情况，尤其是宝宝的食欲。无论是纯母乳喂养，还是混合喂养，抑或是大月龄宝宝添加辅食，当出现食欲减退、不思饮食时，往往提示喂养过多，宝宝消化不良。

此外，卡介苗、麻疹减毒活疫苗、脊髓灰质炎减毒活疫苗、白喉类毒素、百日咳菌苗、破伤风类毒素混合制剂、乙型脑炎疫苗、流行性脑膜炎菌苗、甲型肝炎减毒活疫苗、乙型肝炎血清疫苗、伤寒 Vi 多糖疫苗等疫苗的接种情况及接种后反应，也需要详细了解。

9 **问妈妈的孕育生产史**

问诊还包括询问妈妈生育宝宝的孕产过程，如胎次、产次、婴儿是否足月、顺产或难产、生产方式、生产地点、孕期妈妈的营养及健康状况，以及妈妈是否有流产史等。

四、切诊

切诊包括脉诊和按诊，是诊断宝宝疾病的重要方法之一。按诊包括按头囟、按颈腋、按胸腹、按四肢、按皮肤等。

脉诊

宝宝的脉诊与成人略有不同。因哺乳期的宝宝手臂短小，寸口部位也短，因此需要采用"一指定三关"的方法切脉。

> **小贴士**
>
> "一指定三关"是指医生用拇指或食指同时按压宝宝寸、关、尺三部，再根据指力轻、中、重的不同，取浮、中、沉，来体会宝宝脉象的变化。切脉时，医生要调整呼吸，集中精神，切脉时间应在1分钟以上。因宝宝啼哭、活动、恐惧等会影响脉象，故脉诊最好在宝宝安静或入睡后进行。

宝宝脉象主要有浮、沉、迟、数、有力、无力6种。浮为病在表，沉为病在里；迟为寒，数为热；有力为实证，无力为虚证。

> **小贴士**
>
> 宝宝脉象较成人软而数，年龄越小，脉搏越快。一般认为，以成人一息6~7至为常度，小于5至为迟，大于7至为数。

按头囟

按头囟指按察宝宝头囟的大小、凹凸、闭合的情况，及头颅的坚硬程度等。正常的宝宝出生两三个月后，后囟门就可以闭合，最迟一岁半左右，前囟门也能闭合。若囟门该闭而未闭，则说明先天不足，或后天养护失当，比如缺钙、极少进行阳光下的户外活动等。哺乳期的宝宝前囟未闭，若哭闹或高热惊风时则见囟门高起，而久泻脱水后则可见囟门下陷。颅骨按之不坚而有弹性，多为佝偻病。

3 按颈腋

正常的宝宝在颈项、腋下部位可触及少量绿豆大小的淋巴结，活动自如，不痛不痒，不属病态。若淋巴结增大，按之疼痛，或肿大灼热，为痰热毒结；淋巴结增大，但按之不痛，质地坚硬，累累如串珠，称为瘰疬。

4 按胸腹

若心前区搏动剧烈，节律不规整，是宗气外泄的表现；若搏动过速，伴有喘促，则为宗气不继之征。鸡胸、龟背为疳积；肋骨串珠为虚羸，常因缺钙导致。剑突下按痛，多为胃脘痛；脐周按之痛，可触及团块，推之可散，多为虫积。腹部胀满，叩之如鼓，为气胀；叩之浊音，按之有液体波动感，脐突，多有腹水。

5 按四肢

一般四肢肌肉壮实者体壮；肌肉松弛软弱者脾气虚弱。高热时可见四肢厥冷；阳气虚弱时四肢不温；阴虚内热者见手足心发热。

6 按皮肤

肤冷汗多，多为阳气不足；肤热无汗，为热闭于内；肤热汗出，为热蒸于外；皮肤干燥，缺乏弹性，为吐泻后津伤液耗所致。肌肤肿胀，按之随手而起，属于阳水水肿；肌肤肿胀，按之凹陷难起，属阴水水肿。

婴儿常见疾病
按摩调理

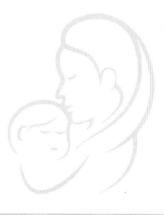

一、新生儿黄疸

宝宝出生后，常常出现皮肤、巩膜（白眼球）及小便颜色发黄，称为新生儿黄疸，这是新生儿时期最常见到的一种临床表现。新生儿黄疸一般分为生理性和病理性两类：生理性黄疸多于出生后 2~3 天出现，4~5 天达到高峰，7~10 天消退，宝宝一般无其他不适，精神状态、吃奶及大、小便基本正常；而病理性黄疸多在出生后 24 小时即出现，且黄疸发展速度快、持续时间长，其发病原因可能与感染、溶血、早产、酸中毒、窒息等有关。本部分所介绍的按摩方法主要适用于生理性黄疸，根据症状表现，可分为阳黄与阴黄两类。

1 阳黄

妈妈怀孕期间喜食辛辣油腻，或宝宝出生时感受湿热邪气，则肝、胆、脾、胃等脏腑气机被湿热所阻，运化失职，疏泄不能，胆汁外溢，发为黄疸。

病症表现： 皮肤、巩膜、小便颜色发黄，黄色鲜明如橘皮，或有发热，烦躁，大便干，舌红，苔黄腻，脉濡数。

调理原则： 清利湿热，利胆退黄。

按摩方法： 清补脾经、清肝经、清小肠、揉板门、运内八卦、分手阴阳、揉膊阳池、退六腑、清天河水、推下七节骨等。

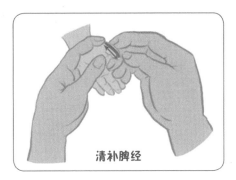

清补脾经

脾经位置： 在拇指桡侧缘，自指尖到指根呈一直线。

操作： 用左手握住宝宝左手，同时以拇、食二指捏住宝宝拇指，用右手拇指自指尖向指根来回推之。

次数： 100~500 次。

肝经位置： 在食指末节螺纹面。

操作： 用左手握住宝宝左手，使其手指向上，手掌向外，然后用右手拇指指腹自食指末节横纹起推向指尖。

次数： 100~500 次。

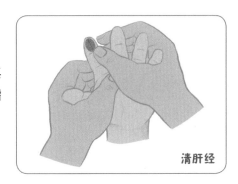

清肝经

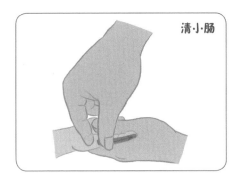

清小肠

小肠位置： 在小指尺侧缘，自指尖至指根呈一直线。

操作： 用拇指指腹自指根向指尖平推。

次数： 100~500 次。

板门位置： 在手掌大鱼际平面。

操作： 用左手托住宝宝左手，用右手拇指或食指在大鱼际平面的中点处做揉法。

次数： 100~300 次。

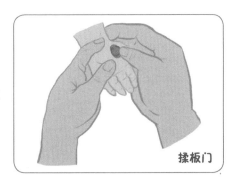

揉板门

内八卦位置： 在手掌面，以掌心（内劳宫穴）为圆心，以圆心到中指根横纹距离的2/3为半径，画一圆圈，八卦即在此圈上。

操作： 用拇指指腹自乾向坎运至兑为一遍，在运至离时需轻轻而过。

次数： 100~500次。

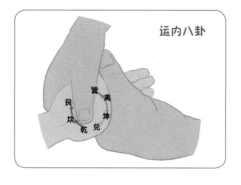

运内八卦

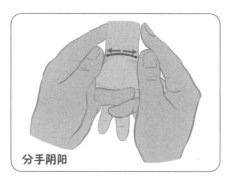

分手阴阳

大横纹位置： 仰掌，在掌后横纹处。

操作： 用两拇指自总筋向两旁分推，称"分推大横纹"，又称"分手阴阳"。

次数： 30~50次。

膊阳池位置： 在手背，一窝风之后3寸。

操作： 用中指端揉之。

次数： 100~500次。

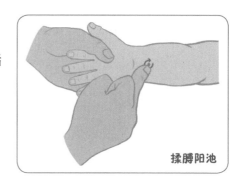

揉膊阳池

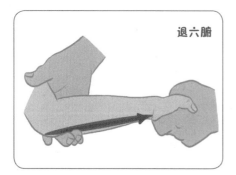

退六腑

六腑位置： 在前臂尺侧，自肘关节至掌根呈一直线。

操作： 用食、中二指指腹，自肘关节平推至掌根。

次数： 100~500次。

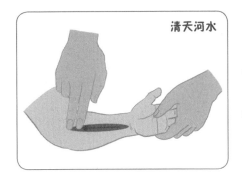

清天河水

天河水位置：在前臂内侧正中，自腕横纹到肘横纹呈一直线。

操作：用食、中二指指腹，自腕横纹起，向上平推至肘横纹。

次数：100~500 次。

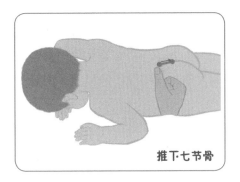

推下七节骨

七节骨位置：第 4 腰椎至尾骨端呈一直线。

操作：用拇指桡侧面或食、中指指腹自上而下推之。

次数：100~300 次。

② 阴黄

宝宝先天不足，湿从寒化，或孕妈喜食生冷，使寒湿阻滞中焦，影响肝、胆、脾、胃的正常功能，胆汁不能顺畅排出，外溢皮肤而发为黄疸。

病症表现：皮肤、巩膜、小便颜色发黄，黄色晦暗如烟熏，宝宝精神状态欠佳，吸吮力差，四肢不温，大便稀溏，舌淡，苔薄白，脉沉细。

调理原则：温中健脾，利胆退黄。

按摩方法：补脾经、清肝经、揉外劳宫、推三关、摩腹、分腹阴阳、揉按足三里、按揉肝俞、胆俞、脾俞、捏脊等。

脾经位置： 在拇指桡侧缘，自指尖到指根呈一直线。

操作： 用左手握住宝宝左手，同时以拇、食二指捏住宝宝拇指，使之微屈，用右手拇指自指尖推向指根。

次数： 100~500 次。

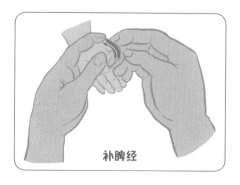

补脾经

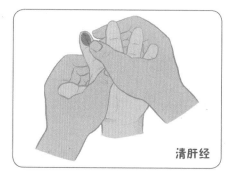

清肝经

肝经位置： 在食指末节螺纹面。

操作： 用左手握住宝宝左手，使其手指向上，手掌向外，然后用右手拇指指腹自食指末节横纹起推向指尖。

次数： 100~500 次。

外劳宫位置： 在手背，与内劳宫相对处。

操作： 用拇指或中指端揉之。

次数： 100~300 次。

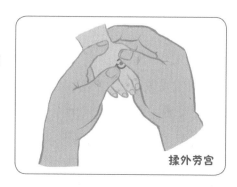

揉外劳宫

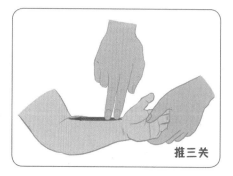

推三关

三关位置： 在前臂桡侧，腕横纹至肘横纹呈一直线。

操作： 食、中二指并拢，自腕横纹起直推至肘横纹处。

次数： 100~500 次。

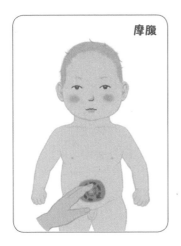

摩腹

腹位置： 在腹部。

操作： 宝宝仰卧，用手掌掌面或四指摩之。

时间： 约5分钟。

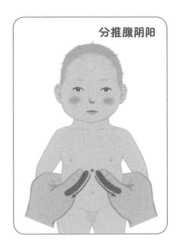

分推腹阴阳

腹位置： 在腹部。

操作： 宝宝仰卧，以中脘到脐连线为起点，操作者用两拇指指腹自上而下向两旁分推。

次数： 100~300次。

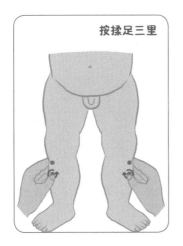

按揉足三里

足三里位置： 在小腿，当外膝眼下3寸，距胫骨前缘一横指。

操作： 以拇指指腹按揉之。

次数： 30~50次。

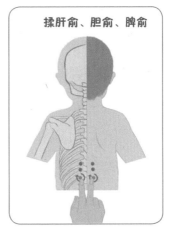

揉肝俞、胆俞、脾俞

肝俞、胆俞、脾俞位置： 依次位于第9、10、11胸椎棘突下，前正中线旁开1.5寸。

操作： 用两拇指或食、中指指腹揉之。

次数： 各50~100次。

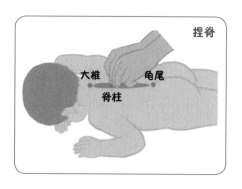

脊柱位置： 在背部，大椎至龟尾呈一直线。

操作： 双手拇指与食、中二指相对，自下而上做捏法。

次数： 3~7 次。

二、腹胀

新生宝宝或早产宝宝在喂奶后常常会有较为明显的腹部隆起，不伴有其他症状，称为"生理性腹胀"。若宝宝腹胀明显，伴有频繁呕吐，精神不振，不思乳食，腹壁较硬、发亮、发红，或见到小血管显露，或能摸到肿块，或伴有黄疸，解白色大便、血便、柏油样大便，发热等症状，便属于病态，严重且顽固的腹胀往往预示病情危重。

小贴士

宝宝腹部肌肉尚未发育成熟，不足以约束腹部众多脏器，就会显得比较突出。尤其是宝宝被竖着抱起来的时候，因为重力作用使腹部下垂，则突出会更明显。此外，宝宝的身体是接近桶状的，不像成人那样扁平，这也让宝宝腹部看起来突出。但是，只要宝宝腹部柔软，排便正常，生长发育良好，就不是病态。

宝宝吸吮乳汁时太过急促，或在哭闹时进食，导致大量空气进入宝宝体内；又或者，宝宝进食过多不易消化的乳食，或哺乳期的妈妈恣食肥甘厚味致乳汁过于稠厚，使消化系统不能正常行使运化功能，肠道内产生大量气体，过多的气体蓄积于肠道内，无法顺利排出，则表现为腹胀。

病症表现：腹部胀大如鼓，不思饮食，烦躁，啼哭不止，或伴呃逆、呕吐，大便秘结、臭秽等。

调理原则：健脾消胀。

按摩方法：补脾经、清大肠、揉板门、运内八卦、揉天枢、按揉足三里、捏脊等。

脾经位置：在拇指桡侧缘，自指尖到指根呈一直线。

操作：用左手握住宝宝左手，同时以拇、食二指捏住宝宝拇指，使之微屈，用右手拇指自指尖推向指根。

次数：100~500 次。

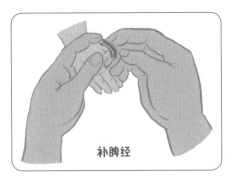

补脾经

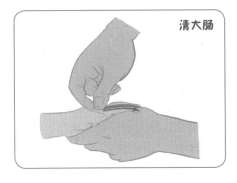

清大肠

大肠位置：在食指桡侧缘，由指尖至指根呈一直线。

操作：用拇指指腹，自指根直推至指尖。

次数：100~500 次。

板门位置：在手掌大鱼际平面。

操作：用左手托住宝宝左手，用右手拇指或食指在大鱼际平面的中点处做揉法。

次数：100~300 次。

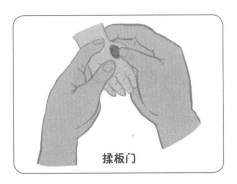

揉板门

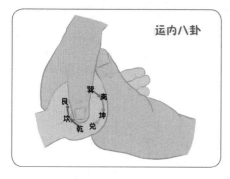

内八卦位置：在手掌面，以掌心（内劳宫穴）为圆心，以圆心到中指根横纹距离的 2/3 为半径，画一圆圈，八卦即在此圈上。

操作：用拇指指腹自乾向坎运至兑为一遍，在运至离时需轻轻而过。

次数：100~500 次。

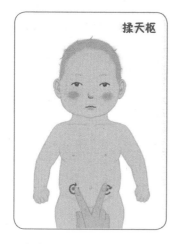

天枢位置：肚脐旁开 2 寸。

操作：用食、中二指指腹按揉之。

次数：100~300 次。

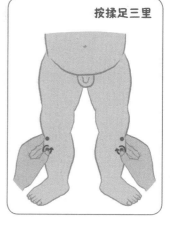

足三里位置：在小腿，当外膝眼下 3 寸，距胫骨前缘一横指。

操作：以拇指指腹按揉之。

次数：30~50 次。

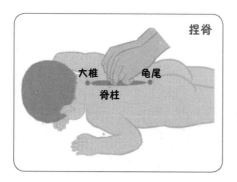

脊柱位置：在背部，大椎至龟尾呈一直线。

操作：双手拇指与食、中二指相对，自下而上做捏法。

次数：3~7 次。

宝宝哭的时候很容易吞入空气，导致胃肠胀气，这时，爸爸妈妈们可以给予拥抱、抚触等，以调整宝宝的情绪，从而避免加重胀气。不要让宝宝饿太久后才喂奶，防止宝宝吸吮时过于急促而吞入大量的空气。对于使用奶瓶的宝宝，爸爸妈妈们要注意让瓶中液体充满奶嘴的前端。添加辅食后，要避免食用容易产气的食物。平时要多给宝宝做腹部按摩，方法可参见便秘、呕吐等疾病的按摩调理部分，以帮助改善胃肠蠕动，促进气体排出。

三、腹痛

腹痛是宝宝常见的临床症状，可见于多种内、外科疾病，表现为胃脘部、脐周围及耻骨以上部位疼痛。本部分主要介绍的是没有外科急腹症指征的宝宝腹痛。根据病因，可大致分为感受外邪、乳食积滞、蛔虫扰动、脾胃虚寒等几种类型。

宝宝病情变化多端，进展迅速，而宝宝们又无法有效表达身体的不适，因此需要爸爸妈妈们仔细辨别病证，寻求专业医生的诊断，避免失治误治，耽误病情。

1 寒实痛

因养护不当，或气温突变，或饮食当风，或哺乳期的妈妈恣食生冷，致宝宝腹部被风寒冷气侵袭，寒邪客于肠胃，寒凝搏结肠间，肠腑气机凝滞不通，发为痛证。

病症表现： 腹痛暴作，多呈绞痛，拒按，常在受凉或饮食生冷后发作，遇冷更甚，得热痛减，宝宝哭闹不止，面色苍白或青白，四肢不温，大便清稀，小便清长，舌淡苔薄白，脉沉紧，指纹色红或隐伏不见。

调理原则： 温中散寒，理气止痛。

按摩方法： 补脾经、揉外劳宫、掐揉一窝风、推三关、摩腹、拿肚角等。

脾经位置： 在拇指桡侧缘，自指尖到指根呈一直线。

操作： 用左手握住宝宝左手，同时以拇、食二指捏住宝宝拇指，使之微屈，用右手拇指自指尖推向指根。

次数： 100~500 次。

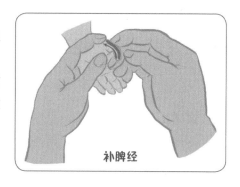

补脾经

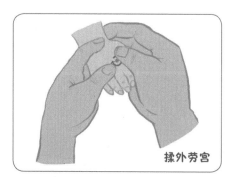

揉外劳宫

外劳宫位置： 在手背，与内劳宫相对处。

操作： 用拇指或中指端揉之。

次数： 100~300 次。

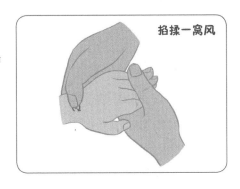

掐揉一窝风

一窝风位置：在手背，当腕横纹中央凹陷处。

操作：用拇指或中指端掐揉之。

次数：100~300 次。

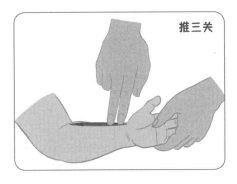

推三关

三关位置：在前臂桡侧，腕横纹至肘横纹呈一直线。

操作：食、中二指并拢，自腕横纹起直推至肘横纹处。

次数：100~500 次。

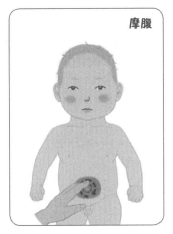

摩腹

腹位置：在腹部。

操作：宝宝仰卧，用手掌掌面或四指摩之。

时间：约 5 分钟。

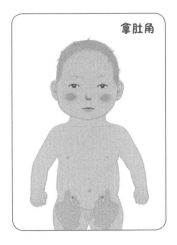

拿肚角

肚角位置：脐下 2 寸，旁开 2 寸处。

操作：宝宝仰卧，用拇、食、中指向穴位深处做一推一拉的拿捏动作。

次数：3~5 次。

2 **伤食痛**

宝宝乳食不节，暴饮暴食，或哺乳期的妈妈过食油腻滋补之品，使食物停滞中焦，脾胃气机升降失调，传化失职，而致腹痛。

病症表现：腹部胀满，疼痛拒按，厌食纳呆，嗳腐吞酸，口气秽臭，矢气频作，气味恶臭，睡卧不安，或腹泻，便中夹杂不消化的食物，或便秘，伴呕吐酸秽之物，舌苔厚腻，脉弦滑，指纹紫滞。

调理原则：消食导滞，和中止痛。

按摩方法：补脾经、清大肠、揉板门、运内八卦、揉中脘、揉天枢、分腹阴阳、拿肚角等。

脾经位置：在拇指桡侧缘，自指尖到指根呈一直线。

操作：用左手握住宝宝左手，同时以拇、食二指捏住宝宝拇指，使之微屈，用右手拇指自指尖推向指根。

次数：100~500 次。

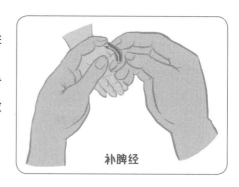

补脾经

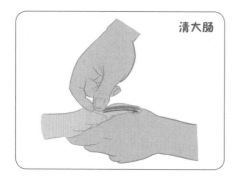

清大肠

大肠位置：在食指桡侧缘，由指尖至指根呈一直线。

操作：用拇指指腹，自指根直推至指尖。

次数：100~500 次。

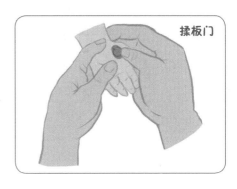

揉板门

板门位置：在手掌大鱼际平面。

操作：用左手托住宝宝左手，用右手拇指或食指在大鱼际平面的中点处做揉法。

次数：100~300 次。

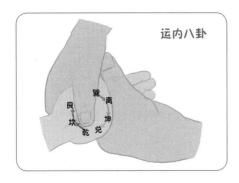

运内八卦

内八卦位置：在手掌面，以掌心（内劳宫穴）为圆心，以圆心到中指根横纹距离的 2/3 为半径，画一圆圈，八卦即在此圈上。

操作：用拇指指腹自乾向坎运至兑为一遍，在运至离时需轻轻而过。

次数：100~500 次。

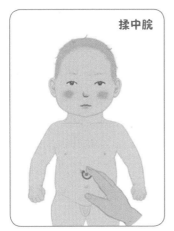

揉中脘

揉天枢

中脘位置：位于前正中线上，当脐上 4 寸。

操作：用食、中指指腹或掌根按揉之。

次数：100~300 次。

天枢位置：肚脐旁开 2 寸。

操作：用食、中二指指腹按揉之。

次数：100~300 次。

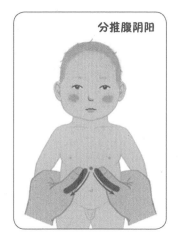

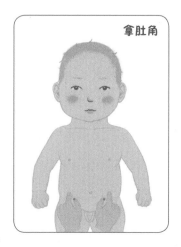

腹位置： 在腹部。

操作： 宝宝仰卧，以中脘到脐连线为起点，操作者用两拇指指腹自上而下向两旁分推。

次数： 100~300 次。

肚角位置： 脐下 2 寸，旁开 2 寸处。

操作： 宝宝仰卧，用拇、食、中指向穴位深处做一推一拉的拿捏动作。

次数： 3~5 次。

3 虫积痛

感染蛔虫，扰动肠内，或窜行胆道，或扭结成团，阻碍气机，致气滞腹痛。

病症表现： 腹痛突然发作，以脐周为甚，时发时止，呈钝痛，有时可在腹部触及蠕动致块状物，时隐时现，大多有排虫史，面黄肌瘦，食欲不佳，或嗜食异物，夜眠不安，咬牙切齿，面部可见蛔斑，日久可见肚腹胀大，腹部硬实，青筋暴露。若有蛔虫窜行至胆道，可有钻顶样疼痛，伴有呕吐。

调理原则： 温中行气，安蛔止痛。

按摩方法： 揉一窝风、揉外劳宫、推三关、摩腹、揉脐、按揉肝俞、胆俞、脾俞等。

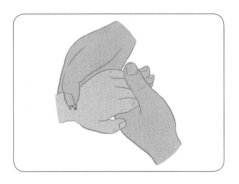

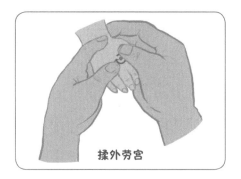

揉外劳宫

一窝风位置：在手背，当腕横纹中央凹陷处。

操作：用拇指或中指端揉之。

次数：100~300 次。

外劳宫位置：在手背，与内劳宫相对处。

操作：用拇指或中指端揉之。

次数：100~300 次。

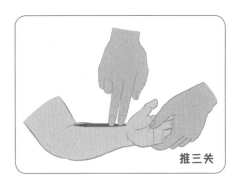

推三关

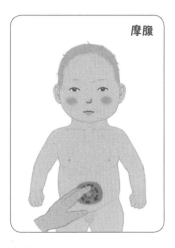

摩腹

三关位置：在前臂桡侧，腕横纹至肘横纹呈一直线。

操作：食、中二指并拢，自腕横纹起直推至肘横纹处。

次数：100~500 次。

腹位置：在腹部。

操作：宝宝仰卧，用手掌掌面或四指摩之。

时间：约 5 分钟。

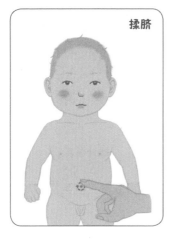

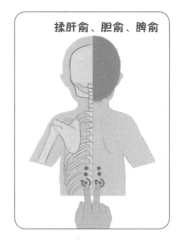

脐位置：位于肚脐。

操作：用指腹或掌根揉之。

次数：100~300 次。

肝俞、胆俞、脾俞位置：依次位于第 9、10、11 胸椎棘突下，前正中线旁开 1.5 寸。

　　操作：用两拇指或食、中指指腹揉之。

　　次数：各 50~100 次。

小贴士

　　在为宝宝准备食物时，要做到生熟分开，并注意养成良好的卫生习惯，切断蛔虫传染的途径。

4　虚寒痛

　　宝宝平素脾胃虚弱，或久病脾虚，致中阳不足，脾不运化，寒湿滞留，水谷不能化生气血以温养肠腑，而致腹痛。

　　病症表现：腹部隐隐作痛，时作时止，缠绵不止，痛处喜按，得温则舒，面色萎黄，形体消瘦，精神倦怠，四肢欠温，食欲不振，食后腹胀，易发腹泻，舌淡苔白滑，脉细，指纹色淡。

　　调理原则：温肾补脾，益气止痛。

　　按摩方法：补脾经、补肾经、揉外劳宫、推三关、揉中脘、揉脐、按揉足三里等。

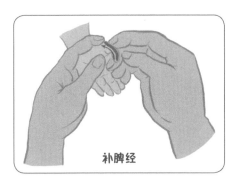
补脾经

　　脾经位置：在拇指桡侧缘，自指尖到指根呈一直线。

　　操作：用左手握住宝宝左手，同时以拇、食二指捏住宝宝拇指，使之微屈，用右手拇指自指尖推向指根。

　　次数：100~500 次。

　　肾经位置：在小指掌面稍偏尺侧，自小指尖至指根呈一直线。

　　操作：用拇指指腹自指根向小指尖平推。

　　次数：100~500 次。

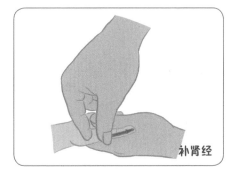
补肾经

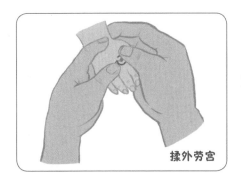
揉外劳宫

　　外劳宫位置：在手背，与内劳宫相对处。

　　操作：用拇指或中指端揉之。

　　次数：100~300 次。

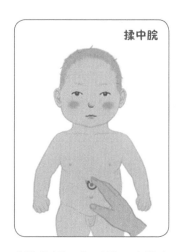

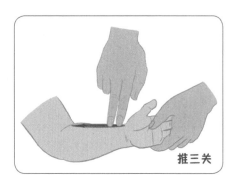

三关位置：在前臂桡侧，腕横纹至肘横纹呈一直线。

操作：食、中二指并拢，自腕横纹起直推至肘横纹处。

次数：100~500 次。

中脘位置：位于前正中线上，当脐上 4 寸。

操作：用食、中指指腹或掌根按揉之。

次数：100~300 次。

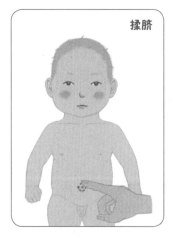

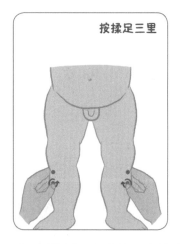

脐位置：位于肚脐。

操作：用指腹或掌根揉之。

次数：100~300 次。

足三里位置：在小腿，当外膝眼下 3 寸，距胫骨前缘一横指。

操作：以拇指指腹按揉之。

次数：30~50 次。

四、便秘

便秘是指大便秘结不通，或排便时间过长，或虽有便意但排出困难的一种病症。便秘可单独出现，也可继发于其他疾病，根据病因和症状表现，常分为实秘和虚秘两种。

1 实秘

饮食不节，或哺乳期的妈妈恣食肥甘厚味，以致肠胃积热，耗伤肠道津液，使大肠失于濡润，大便干结，难以排出。

病症表现：大便干结，面赤身热，口干口臭，唇燥烦渴，纳食减少，腹部胀满，小便短赤，舌红苔黄燥，脉滑数，指纹色紫。

调理原则：顺气行滞，清热通便。

按摩方法：清大肠、运内八卦、按揉膊阳池、退六腑、搓摩胁肋、摩腹、揉天枢、按揉足三里、推下七节骨等。

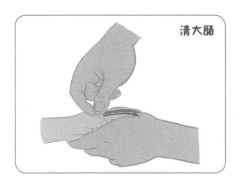

清大肠

大肠位置：在食指桡侧缘，由指尖至指根呈一直线。

操作：用拇指指腹，自指根直推至指尖。

次数：100~500 次。

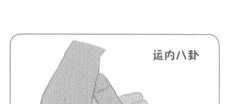

运内八卦

内八卦位置：在手掌面，以掌心（内劳宫穴）为圆心，以圆心到中指根横纹距离的 2/3 为半径，画一圆圈，八卦即在此圈上。

操作：用拇指指腹自乾向坎运至兑为一遍，在运至离时需轻轻而过。

次数：100~500 次。

膊阳池位置：在手背，一窝风之后 3 寸。

操作：用中指端按揉之。

次数：100~500 次。

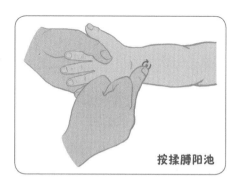

按揉膊阳池

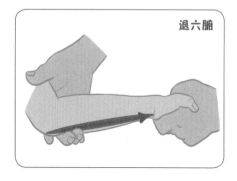

退六腑

六腑位置：在前臂尺侧，自肘关节至掌根呈一直线。

操作：用食、中二指指腹，自肘关节平推至掌根。

次数：100~500 次。

胁肋位置：从腋下两胁至天枢穴。

操作：宝宝坐位，操作者用两手掌自宝宝两腋下搓摩至天枢穴处。

次数：100~300 次。

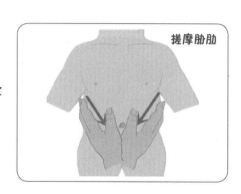

搓摩胁肋

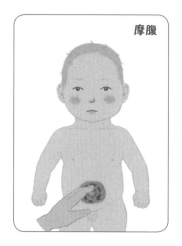

摩腹

腹位置： 在腹部。

操作： 宝宝仰卧，用手掌掌面或四指摩之。

时间： 约 5 分钟。

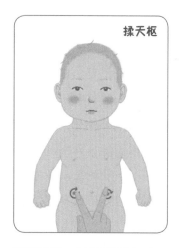

揉天枢

天枢位置： 肚脐旁开 2 寸。

操作： 用食、中二指指腹按揉之。

次数： 100~300 次。

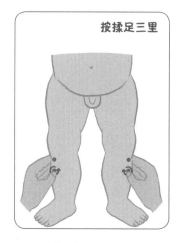

按揉足三里

足三里位置： 在小腿，当外膝眼下 3 寸，距胫骨前缘一横指。

操作： 以拇指指腹按揉之。

次数： 30~50 次。

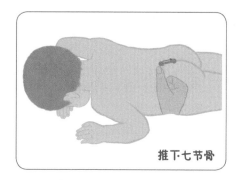

推下·七节骨

七节骨位置： 第 4 腰椎至尾骨端呈一直线。

操作： 用拇指桡侧面或食、中指指腹自上而下推之。

次数： 100~300 次。

2 虚秘

宝宝先天不足，或病后体虚，使气血亏损，气虚则大肠传送无力，血虚则津液不能滋润大肠，导致大便排出困难。

病症表现：便秘不畅，排便间隔时间过长，或大便虽不干硬，却努责乏力，难以排出，面唇㿠白，指甲无华，形瘦气弱，腹中冷痛，喜热恶寒，四肢不温，小便清长，舌淡苔薄白，脉虚，指纹色淡。

调理原则：益气养血，滋阴润燥。

按摩方法：补脾经、清大肠、揉二马、按揉膊阳池、推三关、按揉足三里、揉肾俞、捏脊等。

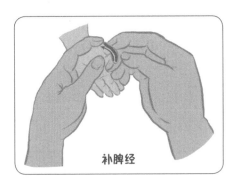

补脾经

脾经位置：在拇指桡侧缘，自指尖到指根呈一直线。

操作：用左手握住宝宝左手，同时以拇、食二指捏住宝宝拇指，使之微屈，用右手拇指自指尖推向指根。

次数：100~500 次。

大肠位置：在食指桡侧缘，由指尖至指根呈一直线。

操作：用拇指指腹，自指根直推至指尖。

次数：100~500 次。

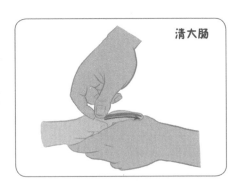

清大肠

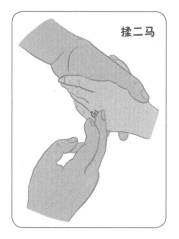

揉二马

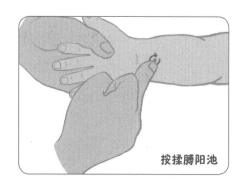

按揉膊阳池

二马位置：在手背，当无名指及小指掌指关节后凹陷中。

操作：用拇指或中指揉之。

次数：100~500 次。

膊阳池位置：在手背，一窝风之后3寸。

操作：用中指端按揉之。

次数：100~500 次。

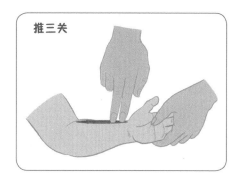

推三关

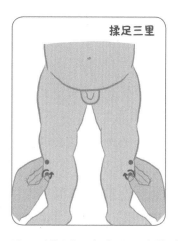

揉足三里

三关位置：在前臂桡侧，腕横纹至肘横纹呈一直线。

操作：食、中二指并拢，自腕横纹起直推至肘横纹处。

次数：100~500 次。

足三里位置：在小腿，当外膝眼下3寸，距胫骨前缘一横指。

操作：以拇指指腹揉之。

次数：30~50 次。

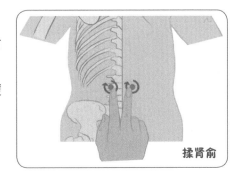

肾俞位置： 在第2腰椎棘突下，前正中线旁开1.5寸。

操作： 用两拇指或食、中指指腹揉之。

次数： 50~100次。

揉肾俞

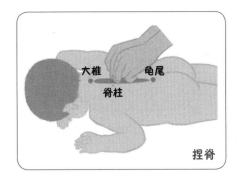

捏脊

脊柱位置： 在背部，大椎至龟尾呈一直线。

操作： 双手拇指与食、中二指相对，自下而上做捏法。

次数： 3~7次。

小贴士

便秘需要与另一种排便问题相鉴别，那就是"攒肚"。所谓"攒肚"，是指宝宝2~3天或4~5天才大便一次，有的宝宝甚至超过15天不排大便也无痛苦表现，待到排便时，仍为黄色软便，量也不是特别多。"攒肚"多发生于纯母乳喂养的宝宝，普遍认为是宝宝的消化系统比较完善，能对母乳进行充分消化吸收，产生的食物残渣少，不足以刺激肠道产生排便反射而导致。一般在给宝宝添加辅食后，排便频率会有增加。采用按摩腹部、适当增加饮水、训练定时大便的习惯、增加活动量等方法，可以帮助改善"攒肚"现象。

五、腹泻

婴儿腹泻是一种以大便次数增多，形状异常，便下稀薄甚如水样，带有不消化乳食及黏液为特征的婴幼儿常见的消化道疾病。本病一年四季皆可发病，夏秋两季发病率高，多发生于3岁以内的婴幼儿，年龄越小，发病率越高，尤其1岁以内的哺乳期宝宝最为常见。按照发病原因的不同，腹泻可分为伤食泻、寒湿泻、湿热泻、脾虚泻、脾肾阳虚泻、惊恐泻等几类。

❶ 伤食泻

宝宝脾胃功能薄弱，若喂养不当（如饥饱无常、乳食过度、过食肥甘生冷、骤然改变食物种类、饮食不洁等），就会损伤脾胃，致脾胃升降失调、运化失职，导致腹泻。

病症表现： 腹痛腹胀，泻前哭闹，泻后痛减，大便量多，酸腐秽臭，常伴有不消化食物残渣、奶瓣、口臭、纳呆、呕吐酸馊，舌苔厚腻，脉滑数，指纹紫红而滞。

调理原则： 健脾和胃，消食导滞。

按摩方法： 补脾经、清大肠、运板门、运内八卦、揉中脘、摩腹揉脐、分腹阴阳、揉天枢、揉足三里、揉龟尾等。

脾经位置： 在拇指桡侧缘，自指尖到指根呈一直线。

操作： 用左手握住宝宝左手，同时以拇、食二指捏住宝宝拇指，使之微屈，用右手拇指自指尖推向指根。

次数： 100~500次。

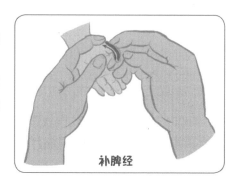

补脾经

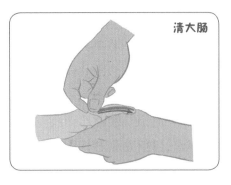

清大肠

大肠位置： 在食指桡侧缘，由指尖至指根呈一直线。

操作： 用拇指指腹，自指根直推至指尖。

次数： 100~500 次。

板门位置： 在手掌大鱼际平面。

操作： 用左手托住宝宝左手，用右手拇指或食指在大鱼际平面的中点处做揉法。

次数： 100~300 次。

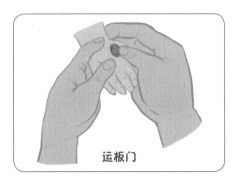

运板门

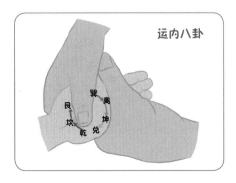

运内八卦

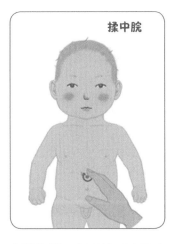

揉中脘

内八卦位置： 在手掌面，以掌心（内劳宫穴）为圆心，以圆心到中指根横纹距离的 2/3 为半径，画一圆圈，八卦即在此圈上。

操作： 用拇指指腹自乾向坎运至兑为一遍，在运至离时需轻轻而过。

次数： 100~500 次。

中脘位置： 位于前正中线上，当脐上 4 寸。

操作： 用食、中指指腹或掌根按揉之。

次数： 100~300 次。

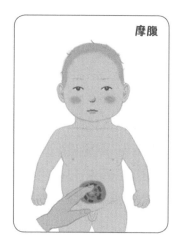

摩腹

腹位置：在腹部。

操作：宝宝仰卧，用手掌掌面或四指摩之。

次数：约5分钟。

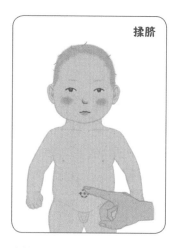

揉脐

脐位置：位于肚脐。

操作：用指腹或掌根揉之。

次数：100~300次。

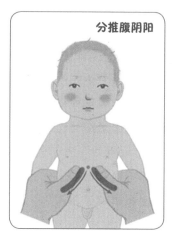

分推腹阴阳

腹位置：在腹部。

操作：宝宝仰卧，以中脘到脐连线为起点，操作者用两拇指指腹自上而下向两旁分推。

次数：100~300次。

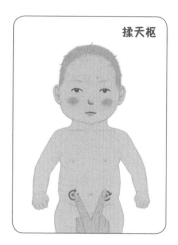

揉天枢

天枢位置：肚脐旁开2寸。

操作：用食、中二指指腹按揉之。

次数：100~300次。

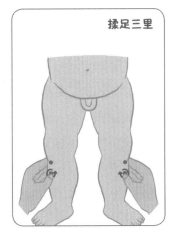

揉足三里

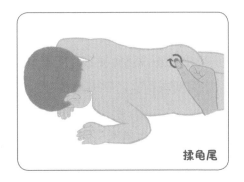

揉龟尾

足三里位置：在小腿，当外膝眼下3寸，距胫骨前缘一横指。

操作：以拇指指腹揉之。

次数：30~50次。

龟尾位置：在尾骨端。

操作：用拇指或中指端揉之。

次数：100~300次。

 小贴士

　　治疗伤食泻时，采用了清大肠、揉天枢等促进肠蠕动、加速排泄的穴位，看似没有止泻，反而加重腹泻，其实这是利用了中医学"通因通用"的原理，即用通利手法治疗具有实性通泄症状的病症。因为此种腹泻是由饮食过多、过杂、过油腻，超过了宝宝肠胃的消化能力而导致，因此，只需要帮助宝宝排出不能消化的食物，则泄泻自愈。此时若单纯使用止泻药物，效果往往不好。而若能限制宝宝进食、补充水分、加强排便，则往往效如桴鼓。古人常说"若要小儿安，常带三分饥与寒"，就是这个道理。

消化不良导致的腹泻，大便常规化验时可见脂肪滴，白细胞计数往往正常。若腹泻不能被有效控制，迁延日久，则大便常规中可能会见到红细胞或潜血，这是频繁腹泻导致肠黏膜被损伤的结果，与肠炎表现不同。

② 寒湿泻

宝宝脏腑娇嫩，易受外邪侵袭。若外感寒湿，则脾胃运化功能失常，容易导致腹泻。

病症表现：大便清稀多泡沫，甚如水样，色淡不臭，肠鸣腹痛，面色淡白，小便清长，口唇湿润，手足不温，可伴有恶寒发热，鼻塞流涕，苔薄白或白腻，脉濡缓，指纹色红或淡红。

调理原则：温中散寒，化湿止泻。

按摩方法：补脾经、补大肠、揉外劳宫、揉一窝风、推三关、摩腹、揉脐、揉足三里、推上七节骨、揉龟尾等。腹痛甚者可加拿肚角。

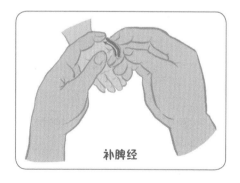

补脾经

脾经位置：在拇指桡侧缘，自指尖到指根呈一直线。

操作：用左手握住宝宝左手，同时以拇、食二指捏住宝宝拇指，使之微屈，用右手拇指自指尖推向指根。

次数：100~500 次。

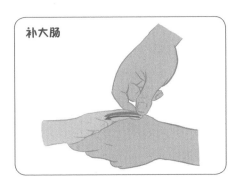
补大肠

大肠位置：在食指桡侧缘，由指尖至指根呈一直线。

操作：用拇指指腹，自指尖直推至指根。

次数：100~500次。

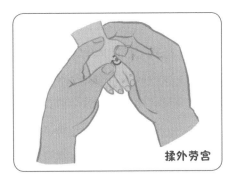
揉外劳宫

外劳宫位置：在手背，与内劳宫相对处。

操作：用拇指或中指端揉之。

次数：100~300次。

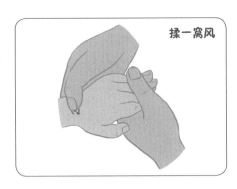
揉一窝风

一窝风位置：在手背，当腕横纹中央凹陷处。

操作：用拇指或中指端揉之。

次数：100~300次。

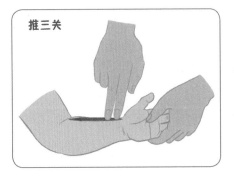
推三关

三关位置：在前臂桡侧，腕横纹至肘横纹呈一直线。

操作：食、中二指并拢，自腕横纹起直推至肘横纹处。

次数：100~500次。

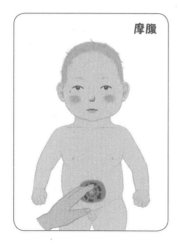

腹位置： 在腹部。

操作： 宝宝仰卧，用手掌掌面或四指摩之。

时间： 约5分钟。

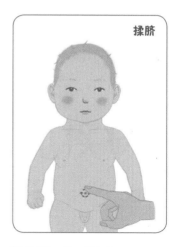

脐位置： 位于肚脐。

操作： 用指腹或掌根揉之。

次数： 100~300次。

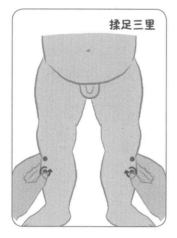

足三里位置： 在小腿，当外膝眼下3寸，距胫骨前缘一横指。

操作： 以拇指指腹揉之。

次数： 30~50次。

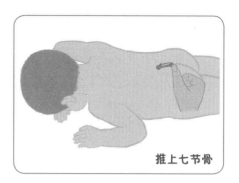

七节骨位置： 第4腰椎至尾骨端呈一直线。

操作： 用拇指桡侧面或食、中指指腹自下而上推之。

次数： 100~300次。

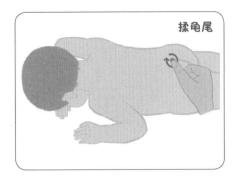

龟尾位置：在尾骨端。

操作：用拇指或中指端揉之。

次数：100~300 次。

3 湿热泻

夏秋季节，湿热交蒸，宝宝容易感受湿热之邪，使脾胃受损，清浊不分，而致腹泻。

病症表现：腹痛即泻，暴注下迫，大便黄褐热臭，一日十余次，或泻下黏滞不爽，肛门灼热发红，身有微热，烦躁口渴，尿少色黄，舌质红，苔黄腻，脉滑数，指纹紫红。

调理原则：清热利湿，调中止泻。

按摩方法：清脾经、清大肠、清小肠、退六腑、揉天枢、揉龟尾等。

脾经位置：在拇指桡侧缘，自指尖到指根呈一直线。

操作：用左手握住宝宝左手，将宝宝拇指伸直，从指根推向指尖。

次数：100~500 次。

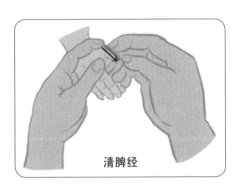

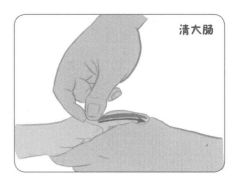
清大肠

大肠位置：在食指桡侧缘，由指尖至指根呈一直线。

操作：用拇指指腹，自指根直推至指尖。

次数：100~500 次。

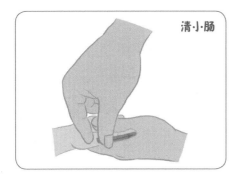
清小肠

小肠位置：在小指尺侧缘，自指尖至指根呈一直线。

操作：用拇指指腹自指根向指尖平推。

次数：100~500 次。

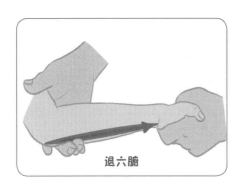
退六腑

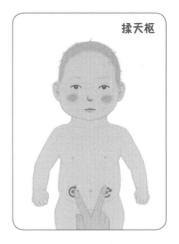
揉天枢

六腑位置：在前臂尺侧，自肘关节至掌根呈一直线。

操作：用食、中二指指腹，自肘关节平推至掌根。

次数：100~500 次。

天枢位置：肚脐旁开 2 寸。

操作：用食、中二指指腹按揉之。

次数：100~300 次。

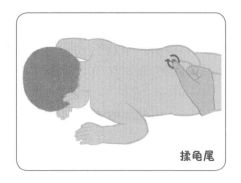

龟尾位置：在尾骨端。

操作：用拇指或中指端揉之。

次数：100~300次。

 小贴士

古人说"无湿不成泻"。外感风、寒、暑、热等邪气，多与湿邪联合致病，故按摩调理腹泻时，常常配合使用具有利尿作用的穴位。

4 脾虚泻

宝宝先天不足，或后天喂养不当，损伤脾胃，或久泻不愈，使疾病迁延，均可导致脾胃虚弱。脾虚则健运失司，胃弱则不能腐熟水谷，致水反为湿，谷反为滞，合污而下，发为腹泻。

病症表现：大便溏薄，完谷不化，食后即泻，色淡不臭，或久泻不愈，或时泻时止。可日泻数次至十余次，伴食欲不振，精神疲惫，睡时露睛，面色萎黄，肌肉瘦削等症，舌质淡，苔薄白，脉沉无力，指纹色淡红。

调理原则：健脾益气，温阳止泻。

按摩方法：补脾经、补大肠、推三关、摩腹、揉脐、推上七节骨、揉龟尾、捏脊等。

脾经位置：在拇指桡侧缘，自指尖到指根呈一直线。

操作：用左手握住宝宝左手，同时以拇、食二指捏住宝宝拇指，使之微屈，用右手拇指自指尖推向指根。

次数：100~500 次。

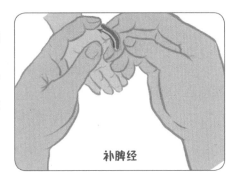

补脾经

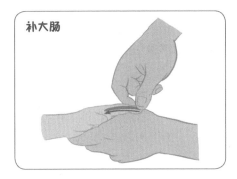

补大肠

大肠位置：在食指桡侧缘，由指尖至指根呈一直线。

操作：用拇指指腹，自指尖直推至指根。

次数：100~500 次。

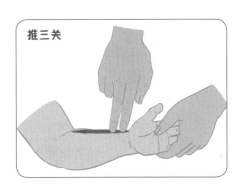

推三关

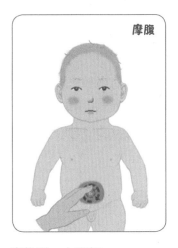

摩腹

三关位置：在前臂桡侧，腕横纹至肘横纹呈一直线。

操作：食、中二指并拢，自腕横纹起直推至肘横纹处。

次数：100~500 次。

腹位置：在腹部。

操作：宝宝仰卧，用手掌掌面或四指摩之。

时间：约 5 分钟。

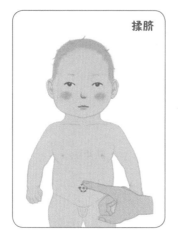

脐位置：位于肚脐。

操作：用指腹或掌根揉之。

次数：100~300 次。

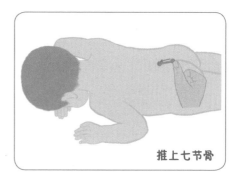

七节骨位置：第 4 腰椎至尾骨端呈一直线。

操作：用拇指桡侧面或食、中指指腹自下而上推之。

次数：100~300 次。

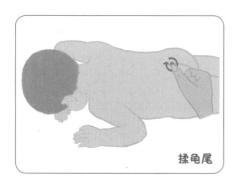

龟尾位置：在尾骨端。

操作：用拇指或中指端揉之。

次数：100~300 次。

脊柱位置：在背部，大椎至龟尾呈一直线。

操作：双手拇指与食、中二指相对，自下而上做捏法。

次数：3~7 次。

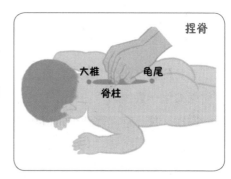

5 脾肾阳虚泻

宝宝先天不足，或久病泄泻后，脾虚及肾，导致肾阳不足，命门火衰，无法温煦脾阳，则腐熟水谷之力不足，以致腹泻、完谷不化。

病症表现： 久泻不止，食入即泻，粪质清稀，完谷不化，或见脱肛，形寒肢冷，面色㿠白，精神萎靡，睡时露睛，舌淡苔白，脉细弱，指纹色淡。

调理原则： 温肾健脾，温阳止泻。

按摩方法： 补脾经、补肾经、补大肠、揉外劳宫、推三关、揉脐、推上七节骨、按揉百会等。

脾经位置： 在拇指桡侧缘，自指尖到指根呈一直线。

操作： 用左手握住宝宝左手，同时以拇、食二指捏住宝宝拇指，使之微屈，用右手拇指自指尖推向指根。

次数： 100~500 次。

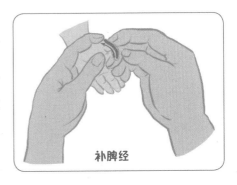

补脾经

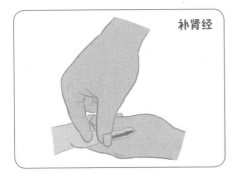

补肾经

肾经位置： 在小指掌面稍偏尺侧，自小指尖至指根呈一直线。

操作： 用拇指指腹自指根向小指尖平推。

次数： 100~500 次。

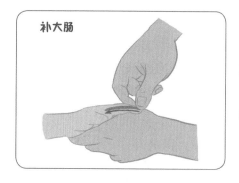

补大肠

大肠位置：在食指桡侧缘，由指尖至指根呈一直线。

操作：用拇指指腹，自指尖直推至指根。

次数：100~500 次。

外劳宫位置：在手背，与内劳宫相对处。

操作：用拇指或中指端揉之。

次数：100~300 次。

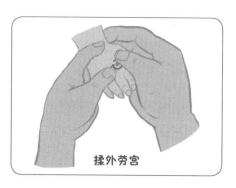

揉外劳宫

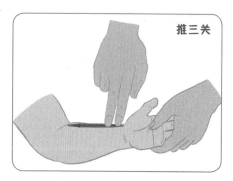

推三关

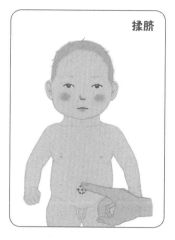

揉脐

三关位置：在前臂桡侧，腕横纹至肘横纹呈一直线。

操作：食、中二指并拢，自腕横纹起直推至肘横纹处。

次数：100~500 次。

脐位置：位于肚脐。

操作：用指腹或掌根揉之，称"揉脐"。

次数：100~300 次。

七节骨位置：第 4 腰椎至尾骨端呈一直线。

操作：用拇指桡侧面或食、中指指腹自下而上推之。

次数：100~300 次。

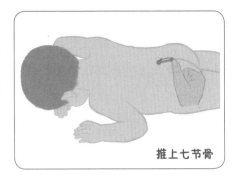

推上七节骨

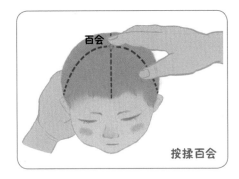

百会

按揉百会

百会位置：在头顶，前、后发际正中连线，与两耳尖连线交会处（当前发际正中之上 5 寸）。

操作：一手扶住宝宝头部，另一手用拇指指腹按揉该穴。

次数：100~200 次。

6 惊恐泻

宝宝神经系统发育很不完善，容易受到外界环境影响，而发生不良反应。如宝宝在没有防备的情况下，从桌、椅、床等高处掉落；或突然听到巨响；或被新奇的事物惊吓；或在将睡未睡之时，受到声音打扰；或被强迫做不愿意做的事情，如被强行洗澡、被陌生人抱等。

病症表现：受惊后即泻，大便色青，山根青，头发竖立，昼则惊惕，夜则紧偎母怀，脉乍来乍数，指纹色青。

调理原则：平肝镇惊，健脾止泻。

按摩方法：补脾经、补大肠、清肝经、掐揉五指节、捣小天心、推三关、摩腹、揉脐、推上七节骨、揉龟尾、捏脊、开天门、猿猴摘果等。

小贴士

　　猿猴摘果是小儿推拿复式手法之一。先用两手食、中二指分别夹住宝宝两耳耳尖向上提拉，再以拇、食二指分别捏住两耳耳垂向下扯拽，向上及向下分别提、扯 10~20 次。本法有健脾和胃、镇静安神的功效，主治饮食积滞、夜寐不安等症，尤其当宝宝因受惊吓而出现夜啼不安时，可首选本手法。

　　脾经位置：在拇指桡侧缘，自指尖到指根呈一直线。

　　操作：用左手握住宝宝左手，同时以拇、食二指捏住宝宝拇指，使之微屈，用右手拇指自指尖推向指根。

　　次数：100~500 次。

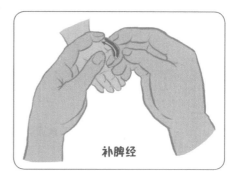
补脾经

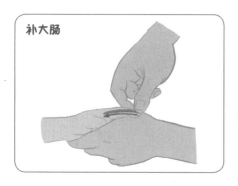
补大肠

　　大肠位置：在食指桡侧缘，由指尖至指根呈一直线。

　　操作：用拇指指腹，自指尖直推至指根。

　　次数：100~500 次。

　　肝经位置：在食指末节螺纹面。

　　操作：用左手握住宝宝左手，使其手指向上，手掌向外，然后用右手拇指指腹自食指末节横纹起推向指尖。

　　次数：100~500 次。

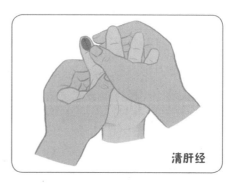
清肝经

五指节位置：在掌背，当第 1 至第 5 指第 1 指间关节横纹处。

操作：用拇指指甲掐之，称"掐五指节"；用拇、食指揉搓，称"揉五指节"。

次数：掐 3~5 次，揉搓 30~50 次。

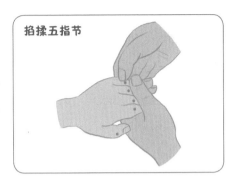

掐揉五指节

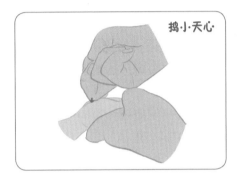

捣·小·天心

小天心位置：在掌根，大、小鱼际交界处凹陷中。

操作：用中指指尖或屈曲的指间关节捣之。

次数：10~20 次。

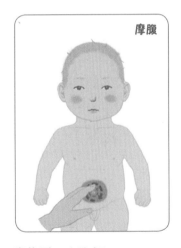

摩腹

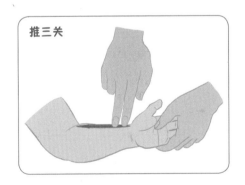

推三关

三关位置：在前臂桡侧，腕横纹至肘横纹呈一直线。

操作：食、中二指并拢，自腕横纹起直推至肘横纹处。

次数：100~500 次。

腹位置：在腹部。

操作：宝宝仰卧，用手掌掌面或四指摩之，称"摩腹"。

时间：约 5 分钟。

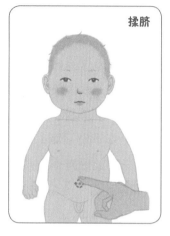

脐位置：位于肚脐。

操作：用指腹或掌根揉之。

次数：100~300 次。

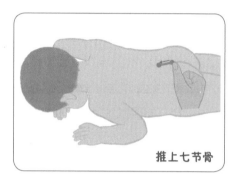

七节骨位置：第 4 腰椎至尾骨端呈一直线。

操作：用拇指桡侧面或食、中指指腹自下而上推之。

次数：100~300 次。

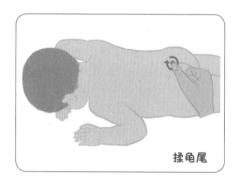

龟尾位置：在尾骨端。

操作：用拇指或中指端揉之。

次数：100~300 次。

脊柱位置：在背部，大椎至龟尾呈一直线。

操作：双手拇指与食、中二指相对，自下而上做捏法。

次数：3~7 次。

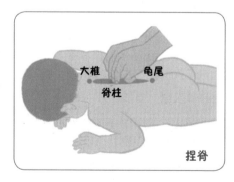

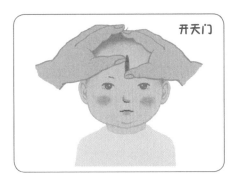

开天门

天门位置：两眉中间至前发际呈一直线。

操作：用两拇指指腹自眉心向前发际交替直推。

次数：30~50次。

 小贴士

我们常常根据腹泻的程度，将腹泻分为轻症和重症。轻症宝宝，每日腹泻5~10次，便质稀薄，或呈黄水样，或似蛋花汤样，夹杂不消化的食物，或含黏液，有酸臭味，有时可伴有呕吐、发热、食欲减退等症状。重症宝宝则腹泻频繁，每日可超过10次，大便量多，呈现水样，经常伴有呕吐、食欲下降、腹胀、腹痛、发热、烦躁不安、精神萎靡，甚至惊厥、昏迷等症状。中医认为本病易耗伤气液，重症患儿若治疗不当，可出现伤阴、伤阳、阴阳俱伤等危重变证。若迁延不愈，可引起营养不良，严重影响宝宝生长及发育，成为疳证，甚至危及生命。

六、呕吐

呕吐是宝宝常见的一种症状，可发生于多种疾病，表现为食物从口中吐出，有声有物。中医认为胃为水谷之海，主受纳腐熟水谷，其气以降为顺。脾与胃为互为表里，主运化。脾胃协调，共同完成食物的摄入、消化、吸收。当邪气侵袭胃腑，胃气不降反升，则极易发生呕吐。根据呕吐发生的原因，我们常把本病分为伤食吐、胃寒吐、胃热吐、惊恐吐等。

宝宝胃脏娇嫩，贲门松弛，常常在哺乳后出现少量乳汁从口角溢出的现象，此为"溢乳"，一般不属于病态，当改进喂奶方法后，此症状即可改善。对于严重的溢乳，也可参照本部分调理。

小贴士

胃就像一个口袋，我们吃进去的食物都被装进了这个口袋。脾就是"料理机"，将胃中储存的水、谷消化，并将消化后的精微物质输送到身体各个组织器官，从而维持人体这个复杂机器的持续运转。

1 伤食吐

喂养不当，或乳食过多，或恣食生冷肥腻，使不易消化的食物积滞胃脘，超过胃脘的承受能力，进而影响脾的运化功能，使脾胃升降失调，胃气上逆而发生呕吐。

病症表现：呕吐酸馊乳块，或不消化的食物，口气臭秽，不思乳食，腹胀腹痛，吐后舒适，大便酸臭，或溏或秘，苔厚腻，脉滑实，指纹色紫而滞。

调理原则：消食导滞，和胃降逆。

按摩方法：补脾经、横纹推向板门、运板门、运内八卦、掐揉四横纹、揉中脘、摩腹、分腹阴阳、按揉足三里等。

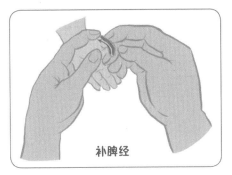

补脾经

脾经位置：在拇指桡侧缘，自指尖到指根呈一直线。

操作：用左手握住宝宝左手，同时以拇、食二指捏住宝宝拇指，使之微屈，用右手拇指自指尖推向指根。

次数：100~500 次。

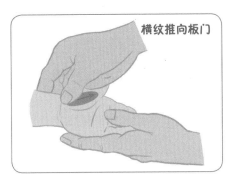

横纹推向板门

板门位置：在手掌大鱼际平面。

操作：用左手托住宝宝左手，用右手拇指指腹从腕横纹推向拇指根。

次数：100~300 次。

板门位置：在手掌大鱼际平面。

操作：用左手托住宝宝左手，用右手拇指或食指在大鱼际平面的中点处做揉法。

次数：100~300 次。

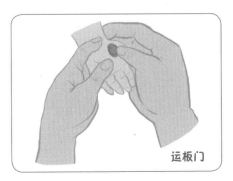

运板门

内八卦位置：在手掌面，以掌心（内劳宫穴）为圆心，以圆心到中指根横纹距离的 2/3 为半径，画一圆圈，八卦即在此圈上。

操作：用拇指指腹自乾向坎运至兑为一遍，在运至离时需轻轻而过。

次数：100~500 次。

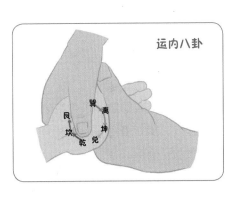

运内八卦

巽 离
艮 坤
坎 兑
乾

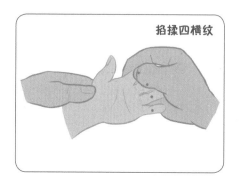

四横纹位置：在手掌面，第2至第5指第1指间关节横纹处。

操作：以拇指指甲依次掐之，继以揉之。

次数：3~5次。

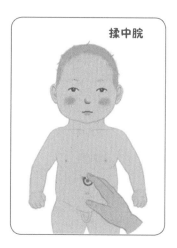

中脘位置：位于前正中线上，当脐上4寸。

操作：用食、中指指腹或掌根按揉之。

次数：100~300次。

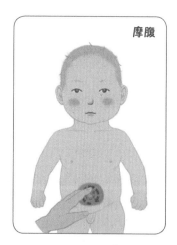

腹位置：在腹部。

操作：宝宝仰卧，用手掌掌面或四指摩之。

时间：约5分钟。

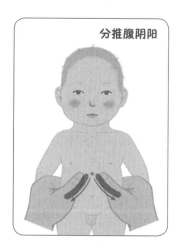

腹位置：在腹部。

操作：宝宝仰卧，以中脘到脐连线为起点，操作者用两拇指指腹自上而下向两旁分推。

次数：100~300次。

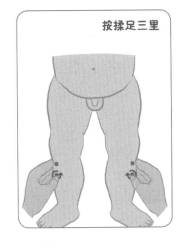

按揉足三里

足三里位置： 在小腿，当外膝眼下 3 寸，距胫骨前缘一横指。

操作： 以拇指指腹按揉之。

次数： 30~50 次。

 小贴士

伤食可以导致很多疾病，如腹泻、腹胀、呕吐、厌食、发热、咳嗽、疳积等，久之会减弱宝宝的脾胃功能，最终使宝宝生长发育受到抑制。在介绍伤食泄泻时，我们曾经提到"若要小儿安，常带三分饥与寒"，在应对伤食呕吐时，这句话仍然适用。现代家庭普遍有多个大人参与喂养宝宝，"感情喂养"已经是迫切需要我们解决的问题了。"有一种饿叫妈妈认为我饿"，怎样合理喂养，有效解决宝宝过度进食的问题，我们在本丛书"妈妈篇"《乳汁不足》中将进行详细介绍。

2 胃热吐

哺乳期的妈妈喜欢进食辛辣刺激性的食物，使乳汁蕴热，或宝宝感受夏秋湿热之邪，蕴于中焦，都可导致脾胃升降失调，胃气上逆而发生呕吐。

病症表现： 食入即吐，呕吐酸臭，身热口渴，面赤烦躁，胃脘部胀痛不适，大便黏滞臭秽或秘结，小便黄赤，唇舌红而干，苔黄腻，脉滑数，指纹色紫。

　　调理原则：清热和胃，降逆止呕。

　　按摩方法：清脾经、清胃经、横纹推向板门、运内八卦、退六腑、推下七节骨等。

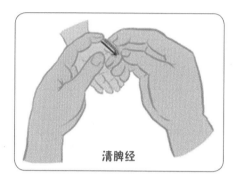

清脾经

　　脾经位置：在拇指桡侧缘，自指尖到指根呈一直线。

　　操作：用左手握住宝宝左手，将宝宝拇指伸直，从指根推向指尖。

　　次数：100~500 次。

　　胃经位置：在大鱼际桡侧，赤白肉际处。

　　操作：用拇指或食指指腹自掌根推向拇指根。

　　次数：100~500 次。

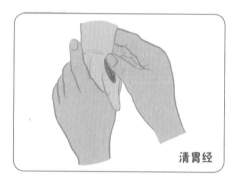

清胃经

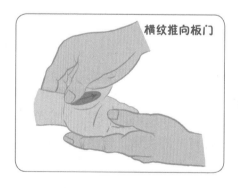

横纹推向板门

　　板门位置：在手掌大鱼际平面。

　　操作：用左手托住宝宝左手，用右手拇指指腹从腕横纹推向拇指根。

　　次数：100~300 次。

内八卦位置：在手掌面，以掌心（内劳宫穴）为圆心，以圆心到中指根横纹距离的2/3为半径，画一圆圈，八卦即在此圈上。

操作：用拇指指腹自乾向坎运至兑为一遍，在运至离时需轻轻而过。

次数：100~500次。

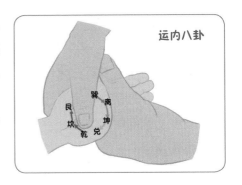

运内八卦

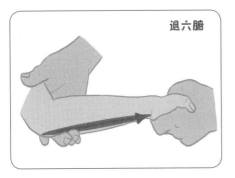

退六腑

六腑位置：在前臂尺侧，自肘关节至掌根呈一直线。

操作：用食、中二指指腹，自肘关节平推至掌根。

次数：100~500次。

七节骨位置：第4腰椎至尾骨端呈一直线。

操作：用拇指桡侧面或食、中指指腹自上而下推之。

次数：100~300次。

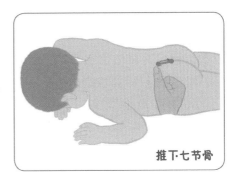

推下七节骨

 小贴士

"三焦"是中医学藏象学说的一个名词，属于六腑之一，是上焦、中焦、下焦的合称，一般认为上焦在胸部，包括心、肺两脏；中焦在上腹部，包括脾、胃、肝、胆；下焦在下腹部，包括肾、膀胱、小肠、大肠。关于肝属中焦还是下焦的问题，自古便有争议，但脾胃属于中焦无疑。古人说"中焦如沤"，即指中焦脾胃具有消化、吸收并转输水谷精微和化生气血的功能。

3 胃寒吐

宝宝先天禀赋不足，脾胃虚弱，易被寒邪侵袭，或哺乳期的妈妈喜欢进食寒凉生冷的食物，使乳汁寒薄，可导致寒凝胃脘，中阳不运，胃失和降，寒邪上逆而发生呕吐。

病症表现： 一般病程较长，食久方吐，呕吐物臭味不大，或吐清稀痰涎，时作时止，时轻时重，面色苍白，四肢欠温，腹痛绵绵，喜暖喜按，大便溏薄或完谷不化，小便清长，舌淡苔白，脉细无力，指纹色青。

调理原则： 温中散寒，降逆止呕。

按摩方法： 补脾经、横纹推向板门、揉外劳宫、推三关、揉中脘、推天柱骨等。

脾经位置： 在拇指桡侧缘，自指尖到指根呈一直线。

操作： 用左手握住宝宝左手，同时以拇、食二指捏住宝宝拇指，使之微屈，用右手拇指自指尖推向指根。

次数： 100~500 次。

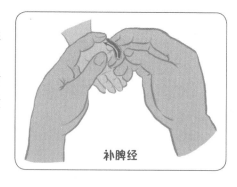

补脾经

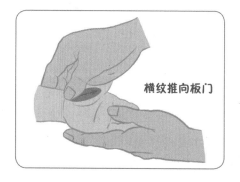

横纹推向板门

板门位置： 在手掌大鱼际平面。

操作： 用左手托住宝宝左手，用右手拇指指腹从腕横纹推向拇指根。

次数： 100~300 次。

外劳宫位置：在手背，与内劳宫相对处。

操作：用拇指或中指端揉之。

次数：100~300 次。

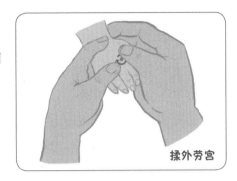

揉外劳宫

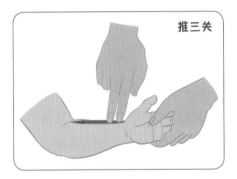

推三关

三关位置：在前臂桡侧，腕横纹至肘横纹呈一直线。

操作：食、中二指并拢，自腕横纹起直推至肘横纹处。

次数：100~500 次。

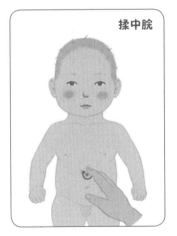

揉中脘

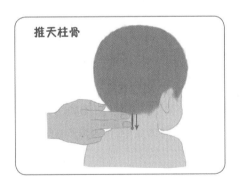

推天柱骨

中脘位置：位于前正中线上，当脐上4寸。

操作：用食、中指指腹或掌根按揉之。

次数：100~300 次。

天柱骨位置：在颈后，自后发际正中至大椎呈一直线。

操作：一手食、中指并拢，用指腹由上向下直推。

次数：100~500 次。

4 惊恐吐

宝宝神气怯弱，若骤见异物，或闻及异响，则易感受惊恐，使气机逆乱，胃气上逆而发生呕吐。

病症表现：暴受惊恐，或跌仆惊吓后，呕吐清涎，心神烦乱，惊惕哭闹，睡卧不安，大便色青，面色青白，山根青，脉弦数，指纹青紫。

调理原则：镇惊止吐。

按摩方法：补脾经、清肝经、清心经、运内八卦、分手阴阳、揉小天心、掐揉五指节、开天门、按百会、猿猴摘果等。

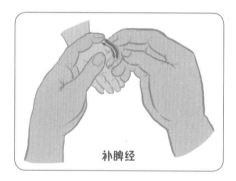

补脾经

脾经位置：在拇指桡侧缘，自指尖到指根呈一直线。

操作：用左手握住宝宝左手，同时以拇、食二指捏住宝宝拇指，使之微屈，用右手拇指自指尖推向指根。

次数：100~500 次。

肝经位置：在食指末节螺纹面。

操作：用左手握住宝宝左手，使其手指向上，手掌向外，然后用右手拇指指腹自食指末节横纹起推向指尖。

次数：100~500 次。

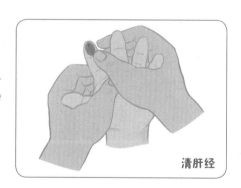

清肝经

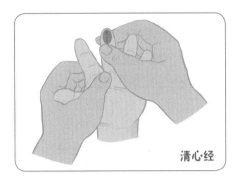

清心经

心经位置：手中指末节螺纹面。

操作：用拇指指腹自中指掌面末节横纹向指尖平推。

次数：100~500 次。

内八卦位置：在手掌面，以掌心（内劳宫穴）为圆心，以圆心到中指根横纹距离的 2/3 为半径，画一圆圈，八卦即在此圈上。

操作：用拇指指腹自乾向坎运至兑为一遍，在运至离时需轻轻而过。

次数：100~500 次。

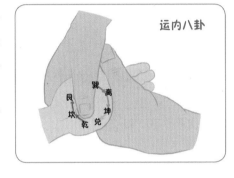

运内八卦

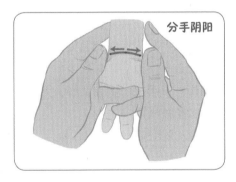

分手阴阳

大横纹位置：仰掌，在掌后横纹处。

操作：用两拇指自总筋向两旁分推，称"分推大横纹"，又称"分手阴阳"。

次数：30~50 次。

小天心位置：在掌根，大、小鱼际交界处凹陷中。

操作：用拇指或中指端揉之。

次数：100~300 次。

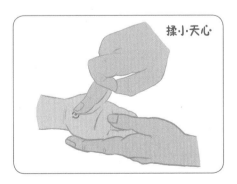

揉小天心

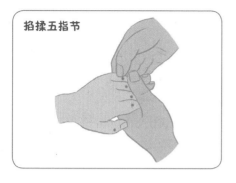

掐揉五指节

五指节位置：在掌背，当第 1 至 5 指第 1 指间关节横纹处。

操作：用拇指指甲掐之，称"掐五指节"；用拇、食指揉搓，称"揉五指节"。

次数：掐 3~5 次，揉搓 30~50 次。

天门位置：两眉中间至前发际呈一直线。

操作：用两拇指指腹自眉心向前发际交替直推。

次数：30~50 次。

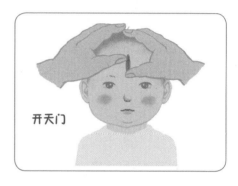

开天门

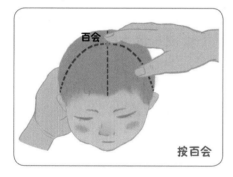

百会

按百会

百会位置：在头顶，前、后发际正中连线，与两耳尖连线交会处（当前发际正中之上 5 寸）。

操作：一手扶住宝宝头部，另一手用拇指指腹按揉该穴。

次数：30~50 次。

小贴士

中医学认为，人体的气是一种活动力很强的精微物质，它不断运动，流行全身，无处不到。古人认为"百病生于气"，气的运动变化失调是疾病发生的根本原因。比如怒则气上、喜则气缓、思则气结、悲则气消、恐则气下、惊则气乱等等。对于哺乳期的宝宝，最容易受到惊、恐刺激，出现气乱、气下的不良反应。

小贴士

需要注意排除肠梗阻、肠坏死等急腹症导致的宝宝呕吐，以免耽误病情。肠梗阻是指肠道内容物的正常运行发生障碍，不能顺利通过肠道的症状，其临床表现以痛、胀、呕、闭为特征，即腹痛、腹胀、呕吐、大便秘结不通等。哺乳期的宝宝最常见的肠梗阻原因有先天性肠道畸形、肠套叠、肠扭转、腹部手术后肠粘连等。对于早期的肠套叠、肠扭转、肠粘连等导致的肠梗阻，经医生允许后可以采用按摩调理，按摩方法参照腹痛、腹胀、呕吐、便秘部分即可。但若经推拿，症状仍不见缓解，就要尽快去医院就诊，以免耽误病情，危及宝宝生命。

七、厌食

厌食是指宝宝长时间食欲不振，甚至拒绝进食的一种病症。通常，厌食是其他疾病的伴随症状，或发生在其他疾病后，有时也独立出现。喂养不当，脾胃受损，运化失职，是导致厌食发生的主要原因。早期厌食的宝宝精神状态可无明显异常，但若厌食持续较长时间，宝宝则可出现精神疲惫、面色无华、形体消瘦、抗病力差等症状，甚至影响到宝宝身高、体重的正常增长，发展成厌食症。本病主要分为脾失健运、胃阴不足，及脾胃气虚3种证型。

小贴士

关于规律喂养的问题，现在越来越需要得到爸爸妈妈们的重视。月子里的宝宝是按需喂养，满月后的宝宝就要按顿喂养了。从随时饿了随时吃，到间隔两三个小时吃一次，再到一日三餐，这是宝宝从幼稚逐渐长大、成熟的过程。很多爸爸妈妈习惯对宝宝进行"填鸭式"喂养，尤其添加辅食后，不但辅食品种多，而且要追着、撵着让宝宝吃下碗里最后一口饭。殊不知，这种无规律、无节制的喂养方式，已经为宝宝的正常生长发育埋下了隐患。因为宝宝无法充分消化吸收吃进去的食物，必然会出现不思饮食、拒绝进食的表现，当爸爸妈妈们不能第一时间警觉，而继续变换花样的让宝宝吃饭，就会出现腹胀、腹痛、呕吐、泄泻、高热等一系列疾病，最终影响宝宝的生长发育。这就是揠苗助长、欲速则不达了。

① 脾失健运

宝宝平素饮食不节、喂养过当，或长期偏食等，均可损伤脾胃，使其正常的运化功能失常，从而产生见食不喜、肌肉消瘦等症状，影响正常的生长发育。

病症表现： 不思饮食或拒绝进食，面色少华，形体偏瘦，但精神状态尚好，大小便基本正常，舌苔白腻，脉象有力。

调理原则： 健脾助运。

按摩方法： 补脾经、运内八卦、掐揉四横纹、摩中脘、揉肝俞、脾俞、胃俞等。

脾经位置：在拇指桡侧缘，自指尖到指根呈一直线。

操作：用左手握住宝宝左手，同时以拇、食二指捏住宝宝拇指，使之微屈，用右手拇指自指尖推向指根。

次数：100~500次。

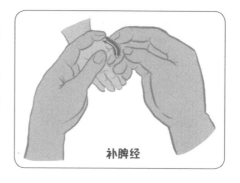

补脾经

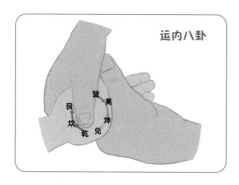

运内八卦

巽　离
艮　　坤
坎
乾　兑

内八卦位置：在手掌面，以掌心（内劳宫穴）为圆心，以圆心到中指根横纹距离的2/3为半径，画一圆圈，八卦即在此圈上。

操作：用拇指指腹自乾向坎运至兑为一遍，在运至离时需轻轻而过。

次数：100~500次。

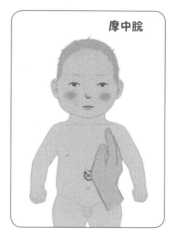

摩中脘

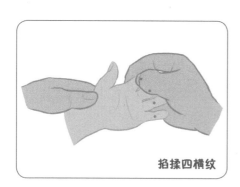

掐揉四横纹

四横纹位置：在手掌面，第2至第5指第1指间关节横纹处。

操作：以拇指指甲依次掐之，继以揉之。

次数：3~5次。

中脘位置：位于前正中线上，当脐上4寸。

操作：用掌心或四指摩之。

次数：约5分钟。

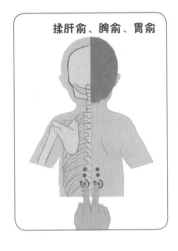

肝俞、脾俞、胃俞位置：依次位于第9、11、12胸椎棘突下，前正中线旁开1.5寸。

操作：用两拇指或食、中指指腹揉之。

次数：各50~100次。

② 胃阴不足

脾胃互为表里，相互关联，饮食失调，损伤脾之运化功能，必然同时伤及胃腑，使胃阴损耗，无法行使胃的受纳之责，发为厌食。

病症表现：不思饮食或拒绝进食，伴口干多饮，皮肤干燥，大便干结，小便量少，舌苔多见剥脱，或光红少苔，脉细数。

调理原则：养胃育阴。

按摩方法：补脾经、补胃经、揉板门、分手阴阳（阴重阳轻）、运内八卦、揉中脘、按揉胃俞、肾俞等。

脾经位置：在拇指桡侧缘，自指尖到指根呈一直线。

操作：用左手握住宝宝左手，同时以拇、食二指捏住宝宝拇指，使之微屈，用右手拇指自指尖推向指根。

次数：100~500次。

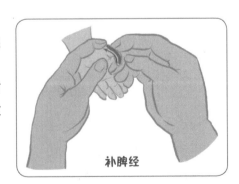

补脾经

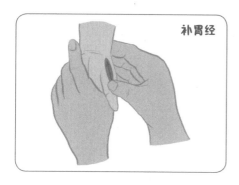

补胃经

胃经位置： 在大鱼际桡侧，赤白肉际处。

操作： 用拇指或食指指腹自拇指根推向掌根。

次数： 100~500 次。

板门位置： 在手掌大鱼际平面。

操作： 用左手托住宝宝左手，用右手拇指或食指在大鱼际平面的中点处做揉法。

次数： 100~300 次。

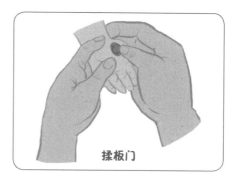

揉板门

大横纹位置： 仰掌，在掌后横纹处。

操作： 用两拇指自总筋向两旁分推，称"分推大横纹"，又称"分手阴阳"。

次数： 30~50 次。

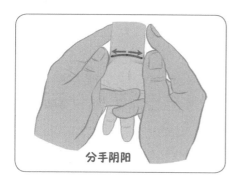

分手阴阳

内八卦位置： 在手掌面，以掌心（内劳宫穴）为圆心，以圆心到中指根横纹距离的2/3为半径，画一圆圈，八卦即在此圈上。

操作： 用拇指指腹自乾向坎运至兑为一遍，在运至离时需轻轻而过。

次数： 100~500 次。

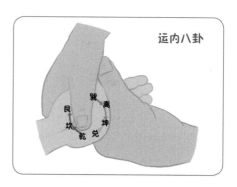

运内八卦

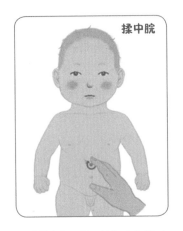

揉中脘

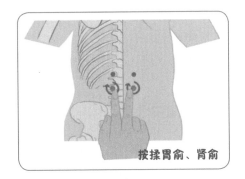

按揉胃俞、肾俞

中脘位置：位于前正中线上，当脐上 4 寸。

操作：用食、中指指腹或掌根按揉之。

次数：100~300 次。

胃俞、肾俞位置：依次位于第 12 胸椎、第 2 腰椎棘突下，前正中线旁开 1.5 寸。

操作：用两拇指或食、中指指腹揉之。

次数：各 50~100 次。

❸ 脾胃气虚

宝宝"脾常不足"，饮食不能自调，食物不知饥饱，加之家人因宠溺而过量投喂食物，或投其所好而偏食一物，或不定时进食等，皆可至脾胃虚弱，导致厌食。

病症表现：不思饮食或拒绝进食，若稍进食，便可见大便中夹杂不消化的食物残渣或奶瓣，伴精神疲惫，面色萎黄，形体消瘦，全身乏力，容易出汗等，舌淡苔白，脉细弱。

调理原则：健脾益气。

按摩方法：补脾经、清补大肠、补肾经、运内八卦、摩腹、捏脊等。

脾经位置： 在拇指桡侧缘，自指尖到指根呈一直线。

　　操作： 用左手握住宝宝左手，同时以拇、食二指捏住宝宝拇指，使之微屈，用右手拇指自指尖推向指根。

　　次数： 100~500 次。

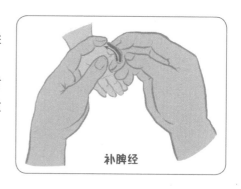

补脾经

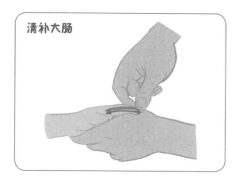

清补大肠

　　大肠位置： 在食指桡侧缘，由指尖至指根呈一直线。

　　操作： 用拇指指腹，自指尖至指根来回推之。

　　次数： 100~500 次。

　　肾经位置： 在小指掌面稍偏尺侧，自小指尖至指根呈一直线。

　　操作： 用拇指指腹自指根向小指尖平推。

　　次数： 100~500 次。

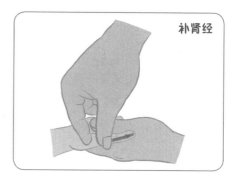

补肾经

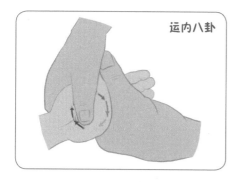

运内八卦

　　内八卦位置： 在手掌面，以掌心（内劳宫穴）为圆心，以圆心到中指根横纹距离的 2/3 为半径，画一圆圈，八卦即在此圈上。

　　操作： 用拇指指腹自乾向坎运至兑为一遍，在运至离时需轻轻而过。

　　次数： 100~500 次。

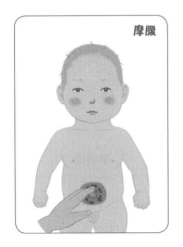

摩腹

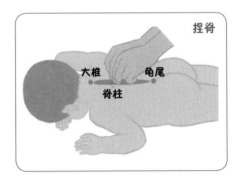

捏脊

大椎　龟尾

脊柱

腹位置： 在腹部。

操作： 宝宝仰卧，用手掌掌面或四指摩之。

时间： 约5分钟。

脊柱位置： 在背部，大椎至龟尾呈一直线。

操作： 双手拇指与食、中二指相对，自下而上做捏法。

次数： 3~7次。

 小贴士

　　很多宝宝来医院看病，爸爸妈妈们第一句话就是"我们家宝宝好几天不吃饭了"。但是宝宝胖嘟嘟，圆滚滚，哭声有力，哪像饿了好几天的样子呢？再仔细询问，会发现宝宝从早上睁眼开始，先后吃了一点点橘子、一点点香蕉、一点点苹果、一点点饼干……只是在该吃饭的时候没有吃饭，所以被爸爸妈妈们称作"好几天不吃饭"。只不过这"一点点"的食物与正经的饭产生了"时间差"，造成了宝宝不吃饭的假象。

八、积滞

积滞是指宝宝内伤乳食，停聚于中焦，积而不消，气滞不行所形成的一种胃肠疾患。主要有乳食内积、脾虚夹积两种类型。

1 乳食内积

宝宝脾胃虚弱，若乳食不节，喂养过当，则极易损伤脾胃，使其受纳运化失职，升降失调，乳食久留肠胃之间难以消化，而形成积滞。

病症表现： 食欲不振，呕吐酸馊乳食或溢奶，腹胀腹痛，大便酸臭，手足心热，睡卧不安，舌红苔腻，脉滑数，指纹紫滞。

调理原则： 消食导滞，调理脾胃。

按摩方法： 补脾经、清大肠、揉板门、运内八卦、推四横纹、揉天枢、分腹阴阳等。

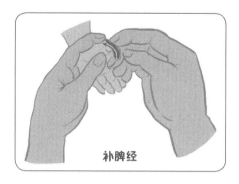

补脾经

脾经位置： 在拇指桡侧缘，自指尖到指根呈一直线。

操作： 用左手握住宝宝左手，同时以拇、食二指捏住宝宝拇指，使之微屈，用右手拇指自指尖推向指根。

次数： 100~500 次。

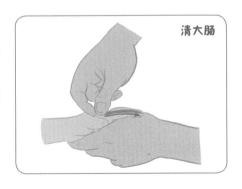

清大肠

大肠位置：在食指桡侧缘，由指尖至指根呈一直线。

操作：用拇指指腹，自指根直推至指尖。

次数：100~500 次。

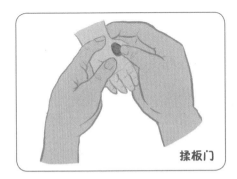

揉板门

板门位置：在手掌大鱼际平面。

操作：用左手托住宝宝左手，用右手拇指或食指在大鱼际平面的中点处做揉法。

次数：100~300 次。

内八卦位置：在手掌面，以掌心（内劳宫穴）为圆心，以圆心到中指根横纹距离的 2/3 为半径，画一圆圈，八卦即在此圈上。

操作：用拇指指腹自乾向坎运至兑为一遍，在运至离时需轻轻而过。

次数：100~500 次。

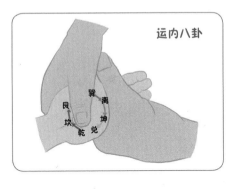

运内八卦

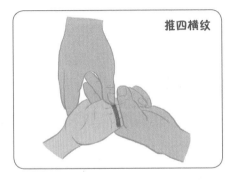

推四横纹

四横纹位置：在手掌面，第二至第五指第一指间关节横纹处。

操作：以拇指指腹在四横纹穴左右推之。

次数：100~300 次。

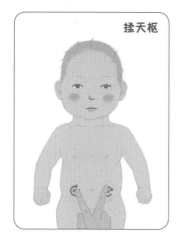

揉天枢

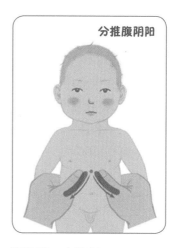

分推腹阴阳

天枢位置： 肚脐旁开 2 寸。

操作： 用食、中二指指腹按揉之。

次数： 100~300 次。

腹位置： 在腹部。

操作： 宝宝仰卧，以中脘到脐连线为起点，操作者用两拇指指腹自上而下向两旁分推。

次数： 100~300 次。

2 脾虚夹积

宝宝平素身体虚弱，或病后体虚，导致脾胃功能薄弱，难以受纳、腐熟水谷，化生精微，此时若遇乳食不节，喂养过当，则会出现饮食物停蓄不消，形成脾虚夹积的虚实错杂之证。

病症表现： 不思饮食，食后腹胀，腹满喜按，呕吐酸馊，大便溏薄，或夹杂乳食残渣，面黄肌瘦，困倦无力，睡卧不安，唇舌色淡，苔白腻，脉沉细而滑，指纹淡红。

调理原则： 健脾助运，消补兼施。

按摩方法： 补脾经、补肾经、运内八卦、推小横纹、揉外劳宫、摩中脘等。

脾经位置： 在拇指桡侧缘，自指尖到指根呈一直线。

操作： 用左手握住宝宝左手，同时以拇、食二指捏住宝宝拇指，使之微屈，用右手拇指自指尖推向指根。

次数： 100~500 次。

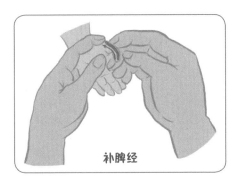

补脾经

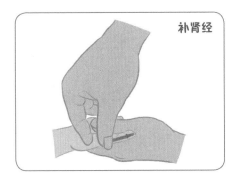

补肾经

肾经位置： 在小指掌面稍偏尺侧，自小指尖至指根呈一直线。

操作： 用拇指指腹自指根向小指尖平推。

次数： 100~500 次。

内八卦位置： 在手掌面，以掌心（内劳宫穴）为圆心，以圆心到中指根横纹距离的 2/3 为半径，画一圆圈，八卦即在此圈上。

操作： 用拇指指腹自乾向坎运至兑为一遍，在运至离时需轻轻而过。

次数： 100~500 次。

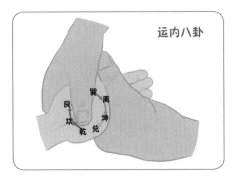

运内八卦

巽　离
艮　　坤
坎　　兑
乾

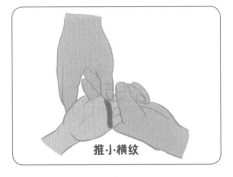

推·小·横纹

小横纹位置： 在手掌面，第 2 至第 5 掌指关节横纹处。

操作： 宝宝四指并拢，操作者用拇指指腹在四指横纹处来回推之。

次数： 100~300 次。

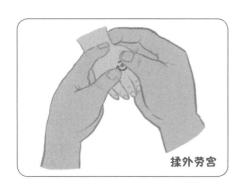

揉外劳宫

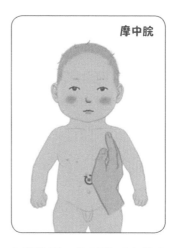

摩中脘

外劳宫位置： 在手背，与内劳宫相对处。

操作： 用拇指或中指端揉之。

次数： 100~300 次。

中脘位置： 位于前正中线上，当脐上 4 寸。

操作： 用掌心或四指摩之。

时间： 约 5 分钟。

九、疳证

疳证是指由于喂养失当，饮食不节，或久病迁延，导致宝宝脾胃虚损，运化失常，气液耗伤，而出现的以全身虚弱羸瘦、面黄发枯为主要特征的慢性疾病。本病起病缓慢，病程越长，病情越重，若不能有效治疗，会严重影响宝宝的生长发育。

脾胃失调是疳证的主要病机，疳证与脾、肝、心、肺、肾相关。

小贴士

疳积是疳证和积滞的总称，积滞与疳证是同一病证的两种不同病理阶段，积滞轻，疳证重。

1 脾疳

宝宝脾胃运化功能薄弱，若饮食不节，或母乳不足，或未能有效添加辅食，或长期吐泻，病后失调，都会影响水谷精微的吸收利用，使脏腑百骸失于濡养，渐至形体羸瘦，气液耗伤，产生疳证。

病症表现：面色无华，困倦嗜卧，不思饮食，口干烦渴，腹大坚硬，腹痛下蛔，头大颈细，毛发稀疏，时发潮热，时发吐泻，大便腥黏，小便短少或如米泔水，舌淡，苔薄白。

调理原则：健脾和胃，去积导滞。

按摩方法：补脾经、清补大肠、运板门、运内八卦、运水入土、推三关、清天河水、捏脊等。

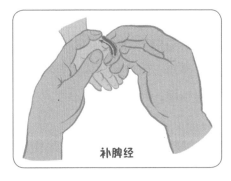
补脾经

脾经位置：在拇指桡侧缘，自指尖到指根呈一直线。

操作：用左手握住宝宝左手，同时以拇、食二指捏住宝宝拇指，使之微屈，用右手拇指自指尖推向指根。

次数：100~500次。

大肠位置：在食指桡侧缘，由指尖至指根呈一直线。

操作：用拇指指腹，自指尖至指根来回推之。

次数：100~500 次。

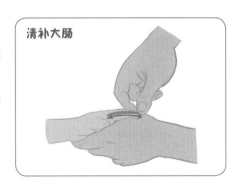

清补大肠

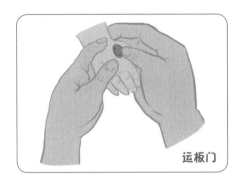

运板门

板门位置：在手掌大鱼际平面。

操作：用左手托住宝宝左手，用右手拇指或食指在大鱼际平面的中点处做揉法。

次数：100~300 次。

内八卦位置：在手掌面，以掌心（内劳宫穴）为圆心，以圆心到中指根横纹距离的 2/3 为半径，画一圆圈，八卦即在此圈上。

操作：用拇指指腹自乾向坎运至兑为一遍，在运至离时需轻轻而过。

次数：100~500 次。

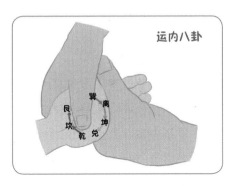

运内八卦

巽 离

艮 坤

坎 兑

乾

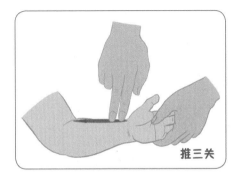

推三关

三关位置：在前臂桡侧，腕横纹至肘横纹呈一直线。

操作：食、中二指并拢，自腕横纹起直推至肘横纹处。

次数：100~500 次。

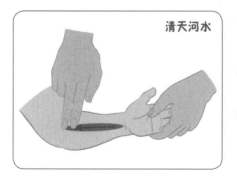

天河水位置： 在前臂内侧正中，自腕横纹到肘横纹呈一直线。

操作： 用食、中二指指腹，自腕横纹起，向上平推至肘横纹。

次数： 100~500 次。

脊柱位置： 在背部，大椎至龟尾呈一直线。

操作： 双手拇指与食、中二指相对，自下而上做捏法。

次数： 3~7 次。

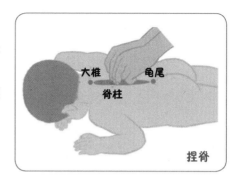

 小贴士

运法是所有手法中用力最轻柔的。"运土入水"指自拇指根沿手掌边缘经小天心推至小指根，功能清脾胃湿热，利尿止泻，常用于治疗湿热内蕴导致的少腹胀满、小便赤涩、泄泻、痢疾等新病、实证；反之称为"运水入土"，功能健脾助运，润肠通便，常用于治疗脾胃虚弱导致的泄泻、完谷不化、痢疾、便秘等。

② 肝疳

病久气血虚衰，脏腑失养，日渐累及其他脏腑，如脾病及肝，则为肝疳。

病症表现： 头发竖立，面目爪甲色青，眼多眵泪，两目羞明，腹大青筋，身体羸瘦，烦渴不安，粪青如苔。

调理原则：健脾和胃，清热平肝。

按摩方法：补脾经、补肾经、清肝经、清心经、分手阴阳、运内八卦、捏脊等。

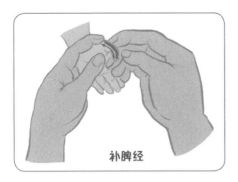
补脾经

脾经位置：在拇指桡侧缘，自指尖到指根呈一直线。

操作：用左手握住宝宝左手，同时以拇、食二指捏住宝宝拇指，使之微屈，用右手拇指自指尖推向指根。

次数：100~500 次。

肾经位置：在小指掌面稍偏尺侧，自小指尖至指根呈一直线。

操作：用拇指指腹自指根向小指尖平推。

次数：100~500 次。

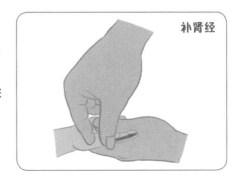
补肾经

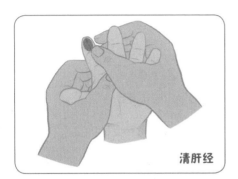
清肝经

肝经位置：在食指末节螺纹面。

操作：用左手握住宝宝左手，使其手指向上，手掌向外，然后用右手拇指指腹自食指末节横纹起推向指尖。

次数：100~500 次。

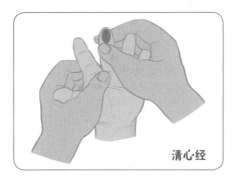

心经位置：手中指末节螺纹面。

操作：用拇指指腹自中指掌面末节横纹向指尖平推。

次数：100~500 次。

大横纹位置：仰掌，在掌后横纹处。

操作：用两拇指自总筋向两旁分推，称"分推大横纹"，又称"分手阴阳"。

次数：30~50 次。

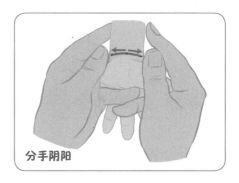

内八卦位置：在手掌面，以掌心（内劳宫穴）为圆心，以圆心到中指根横纹距离的 2/3 为半径，画一圆圈，八卦即在此圈上。

操作：用拇指指腹自乾向坎运至兑为一遍，在运至离时需轻轻而过。

次数：100~500 次。

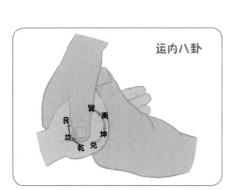

脊柱位置：在背部，大椎至龟尾呈一直线。

操作：双手拇指与食、中二指相对，自下而上做捏法。

次数：3~7 次。

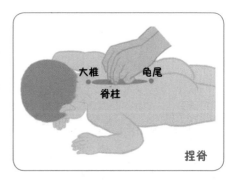

3 心疳

病久脾病及心，则为心疳。

病症表现： 发热，惊悸不安，面赤唇红，口舌糜烂或生疮，咬牙弄舌，烦渴盗汗，纳呆干瘦，小便赤涩。

调理原则： 滋阴清热，泻心健脾。

按摩方法： 补脾经、补肺经、分手阴阳、捣小天心、揉二马、揉总筋、清心经、掐精宁、威灵、捏脊等。

脾经位置： 在拇指桡侧缘，自指尖到指根呈一直线。

操作： 用左手握住宝宝左手，同时以拇、食二指捏住宝宝拇指，使之微屈，用右手拇指自指尖推向指根。

次数： 100~500 次。

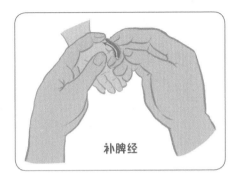

补脾经

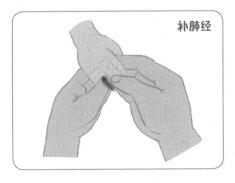

补肺经

肺经位置： 在无名指末节螺纹面。

操作： 用拇指指腹自无名指掌面末节指尖向横纹平推。

次数： 100~500 次。

大横纹位置： 仰掌，在掌后横纹处。

操作： 用两拇指自总筋向两旁分推，称"分推大横纹"，又称"分手阴阳"。

次数： 30~50 次。

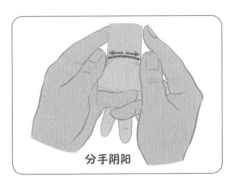

分手阴阳

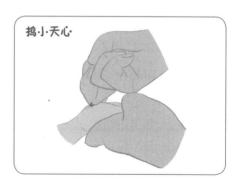

小天心位置：在掌根，大、小鱼际交界处凹陷中。

操作：用中指指尖或屈曲的指间关节捣之。

次数：10~20 次。

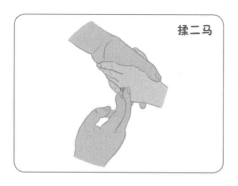

二马位置：在手背，当无名指及小指掌指关节后凹陷中。

操作：用拇指或中指揉之。

次数：100~500 次。

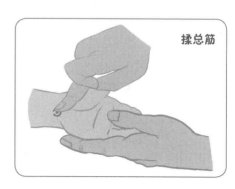

总筋位置：在腕横纹中点处。

操作：用拇指或中指指端揉之。

次数：100~300 次。

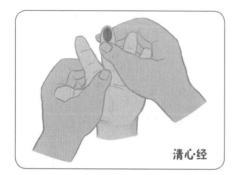

心经位置：手中指末节螺纹面。

操作：用拇指指腹自中指掌面末节横纹向指尖平推。

次数：100~500 次。

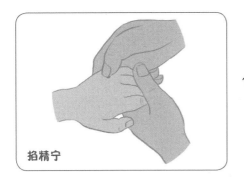

招精宁

精宁位置：在手背，当第4、5掌骨间歧缝中。

操作：用拇指指甲掐之。

次数：3~5次。

威灵位置：在手背，当第2、3掌骨间歧缝中。

操作：用拇指指甲掐之，继以揉之。

次数：3~5次。

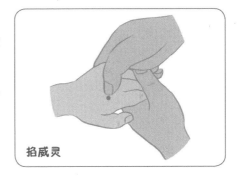

招威灵

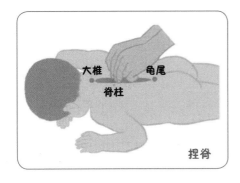

大椎　龟尾

脊柱

捏脊

脊柱位置：在背部，大椎至龟尾呈一直线。

操作：双手拇指与食、中二指相对，自下而上做捏法。

次数：3~7次。

4 肺疳

病久脾病及肺，肺气受损，则为肺疳。

病症表现：肌肤干燥，毛发焦枯，面色㿠白，恶寒发热，咳嗽气喘，咽喉不利，鼻流清涕。

调理原则：滋阴降肺，健脾助运。

按摩方法：补脾经、补肾经、补肺经、运内八卦、推小横纹、揉肺俞、捏脊等。

脾经位置：在拇指桡侧缘，自指尖到指根呈一直线。

操作：用左手握住宝宝左手，同时以拇、食二指捏住宝宝拇指，使之微屈，用右手拇指自指尖推向指根。

次数：100~500 次。

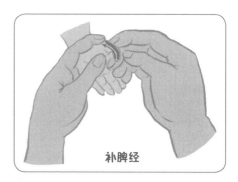

补脾经

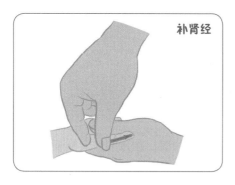

补肾经

肾经位置：在小指掌面稍偏尺侧，自小指尖至指根呈一直线。

操作：用拇指指腹自指根向小指尖平推。

次数：100~500 次。

肺经位置：在无名指末节螺纹面。

操作：用拇指指腹自无名指掌面末节指尖向横纹平推。

次数：100~500 次。

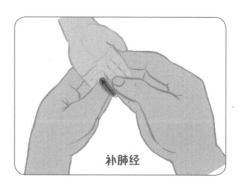

补肺经

内八卦位置：在手掌面，以掌心（内劳宫穴）为圆心，以圆心到中指根横纹距离的 2/3 为半径，画一圆圈，八卦即在此圈上。

操作：用拇指指腹自乾向坎运至兑为一遍，在运至离时需轻轻而过。

次数：100~500 次。

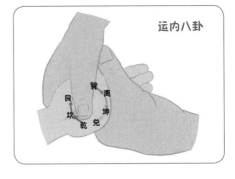

运内八卦

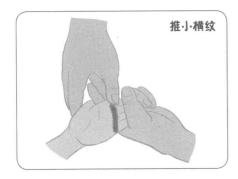

推·小横纹

小横纹位置：在手掌面，第 2 至第 5 掌指关节横纹处。

操作：宝宝四指并拢，操作者用拇指指腹在四指横纹处来回推之。

次数：100~300 次。

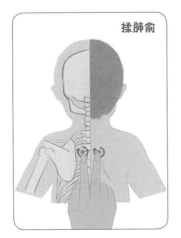

揉肺俞

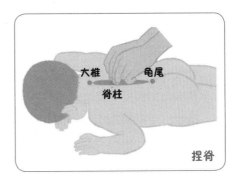

捏脊

肺俞位置：在第 3 胸椎棘突下，前正中线旁开 1.5 寸。

操作：用两拇指或食、中指指腹揉之。

次数：50~100 次。

脊柱位置：在背部，大椎至龟尾呈一直线。

操作：双手拇指与食、中二指相对，自下而上做捏法。

次数：3~7 次。

5 **肾疳**

病久脾病及肾，骨失所养，则为肾疳。

病症表现：面色黧黑，耳焦脑热，手足冰冷，肌肉瘦削，腹胀泄泻，小便清长，夜尿频多，久则骨骼畸形，出现鸡胸、龟背、齿迟、脊柱侧弯等症。

调理原则：固肾培元，健脾益气。

按摩方法：补脾经、补肾经、分手阴阳、掐四横纹、掐五指节、揉二马、推三关、揉肺俞、捏脊等。

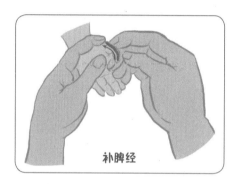

补脾经

脾经位置：在拇指桡侧缘，自指尖到指根呈一直线。

操作：用左手握住宝宝左手，同时以拇、食二指捏住宝宝拇指，使之微屈，用右手拇指自指尖推向指根。

次数：100~500 次。

肾经位置：在小指掌面稍偏尺侧，自小指尖至指根呈一直线。

操作：用拇指指腹自指根向小指尖平推。

次数：100~500 次。

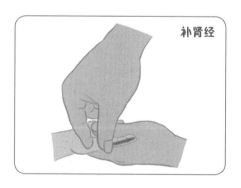

补肾经

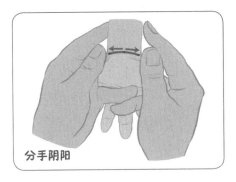

分手阴阳

大横纹位置：仰掌，在掌后横纹处。

操作：用两拇指自总筋向两旁分推，称"分推大横纹"，又称"分手阴阳"。

次数：30~50 次。

四横纹位置：在手掌面，第 2 至第 5 指第 1 指间关节横纹处。

操作：以拇指指甲依次掐之，继以揉之。

次数：3~5 次。

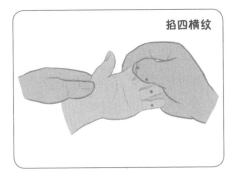

掐四横纹

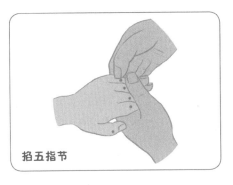

掐五指节

五指节位置：在掌背，当第 1 至 5 指第 1 指间关节横纹处。

操作：用拇指指甲掐之。

次数：3~5 次。

二马位置：在手背，当无名指及小指掌指关节后凹陷中。

操作：用拇指或中指揉之。

次数：100~500 次。

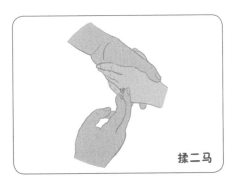

揉二马

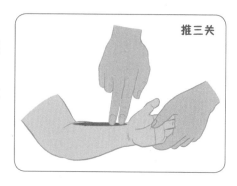

三关位置：在前臂桡侧，腕横纹至肘横纹呈一直线。

操作：食、中二指并拢，自腕横纹起直推至肘横纹处。

次数：100~500 次。

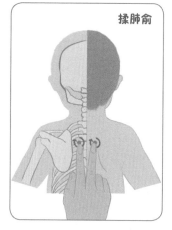

肺俞位置：在第 3 胸椎棘突下，前正中线旁开 1.5 寸。

操作：用两拇指或食、中指指腹揉之。

次数：50~100 次。

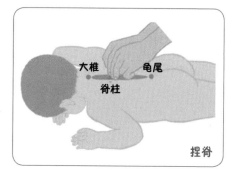

脊柱位置：在背部，大椎至龟尾呈一直线。

操作：双手拇指与食、中二指相对，自下而上做捏法。

次数：3~7 次。

 小贴士

五迟，指立迟、行迟、发迟、齿迟和语迟，即宝宝坐起、站立、行走、生齿及语言等行为迟于正常儿童，为小儿生长发育迟缓的疾病。

五软，指小儿头项软、口软、手软、足软、肌肉软，又名软瘫，为小儿生长发育障碍的疾病。

十、佝偻病

佝偻病全称为营养性维生素 D 缺乏性佝偻病，是由宝宝体内维生素 D 不足，引起体内钙、磷代谢紊乱，从而导致的一种以骨骼病变为特征的全身性、慢性、营养性疾病，多见于 3 岁以下的宝宝，尤其以 6~12 月龄的宝宝发生率较高。病变早期，宝宝可能会出现多汗、夜啼；随着年龄的增长，可能表现方颅、出牙延迟、前囟闭合较晚；独立行走后，宝宝容易出现 X 形腿、O 形腿等。佝偻病的症状表现在我国古代医书中就有记载，如五迟、五软、解颅、鸡胸、龟背等。按照本病发生的病因病机，佝偻病可分为脾胃虚弱及肾气不足两个证型。

1 脾胃虚弱

孕妇饮食起居不当，营养失宜，使胎中之宝宝脾胃失和，而发育迟缓。

病症表现：宝宝虚胖懒动，头颅骨软，囟门宽大，久不闭合，面色无华，发稀色黄，神情呆滞，肌肉松弛，四肢不能挺立，汗多眠差，易受惊吓，大便稀，舌淡，苔薄白，脉缓，指纹淡。

调理原则：健脾和胃。

按摩方法：补脾经、补胃经、运水入土、运内八卦、推三关、揉中脘、摩腹、按揉足三里、揉脾俞、揉胃俞、捏脊等。

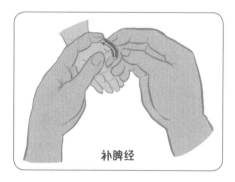

脾经位置： 在拇指桡侧缘，自指尖到指根呈一直线。

操作： 用左手握住宝宝左手，同时以拇、食二指捏住宝宝拇指，使之微屈，用右手拇指自指尖推向指根。

次数： 100~500 次。

胃经位置： 在大鱼际桡侧，赤白肉际处。

操作： 用拇指或食指指腹自拇指根推向掌根。

次数： 100~500 次。

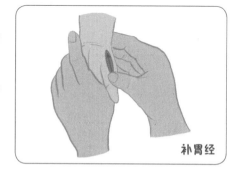

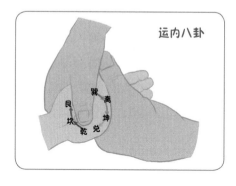

内八卦位置： 在手掌面，以掌心（内劳宫穴）为圆心，以圆心到中指根横纹距离的 2/3 为半径，画一圆圈，八卦即在此圈上。

操作： 用拇指指腹自乾向坎运至兑为一遍，在运至离时需轻轻而过。

次数： 100~500 次。

三关位置： 在前臂桡侧，腕横纹至肘横纹呈一直线。

操作： 食、中二指并拢，自腕横纹起直推至肘横纹处。

次数： 100~500 次。

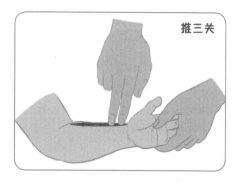

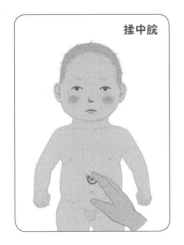

揉中脘

中脘位置：位于前正中线上，当脐上4寸。

操作：用食、中指指腹或掌根按揉之。

次数：100~300次。

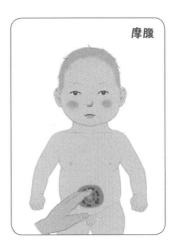

摩腹

腹位置：在腹部。

操作：宝宝仰卧，用手掌掌面或四指摩之。

时间：约5分钟。

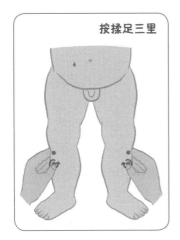

按揉足三里

足三里位置：在小腿，当外膝眼下3寸，距胫骨前缘一横指。

操作：以拇指指腹按揉之。

次数：30~50次。

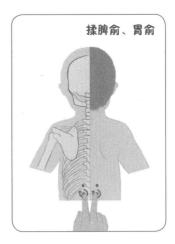

揉脾俞、胃俞

脾俞、胃俞位置：依次位于第11、12胸椎棘突下，前正中线旁开1.5寸。

操作：用两拇指或食、中指指腹揉之。

次数：各50~100次。

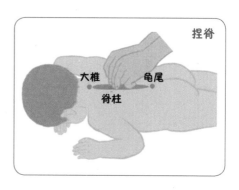

脊柱位置：在背部，大椎至龟尾呈一直线。

操作：双手拇指与食、中二指相对，自下而上做捏法。

次数：3~7次。

2 肾气不足

孕妇身体欠佳，致宝宝胎中失养，先天不足，加之出生后养护不当，则肾气虚弱，发育迟缓。

病症表现：宝宝形休瘦弱，头颅方大，面色无华，表情呆钝，五迟，五软，鸡胸，龟背，舌淡苔少，脉迟无力，指纹色淡。

调理原则：补肾益气。

按摩方法：补脾经、补肾经、补肺经、推三关、揉中脘、摩腹、摩百会等。

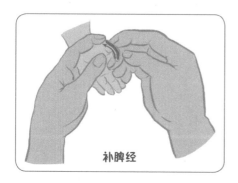

脾经位置：在拇指桡侧缘，自指尖到指根呈一直线。

操作：用左手握住宝宝左手，同时以拇、食二指捏住宝宝拇指，使之微屈，用右手拇指自指尖推向指根。

次数：100~500次。

肾经位置：在小指掌面稍偏尺侧，自小指尖至指根呈一直线。

操作：用拇指指腹自指根向小指尖平推。

次数：100~500 次。

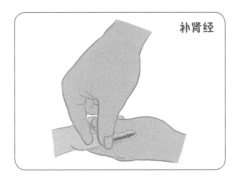

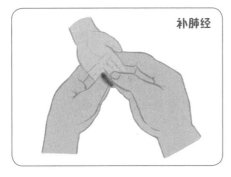

肺经位置：在无名指末节螺纹面。

操作：用拇指指腹自无名指掌面末节指尖向横纹平推。

次数：100~500 次。

三关位置：在前臂桡侧，腕横纹至肘横纹呈一直线。

操作：食、中二指并拢，自腕横纹起直推至肘横纹处。

次数：100~500 次。

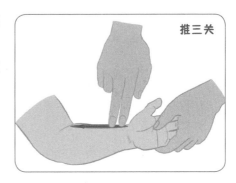

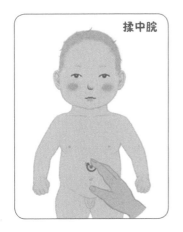

中脘位置：位于前正中线上，当脐上 4 寸。

操作：用食、中指指腹或掌根按揉之。

次数：100~300 次。

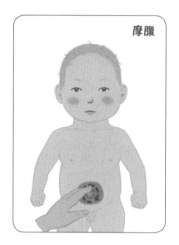

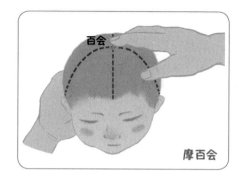

腹位置：在腹部。

操作：宝宝仰卧，用手掌掌面或四指摩之。

时间：约 5 分钟。

百会位置：在头顶，前、后发际正中连线，与两耳尖连线交会处（当前发际正中之上 5 寸）。

操作：一手扶住宝宝头部，另一手用全手掌或四指指腹摩揉，称"摩百会"。

次数：100~200 次。

 小贴士

鸡胸是指胸骨向前隆起的畸形，形状似鸡的胸骨，故得名。鸡胸的发病与遗传有关，还与某些后天性因素相关，如佝偻病、心脏病、胸部手术等。本病重在预防，如孕妇及宝宝都要多在阳光下做户外运动，饮食中要着重增加钙质。

小贴士

龟背是指脊背高凸的畸形，因其形状似龟而得名。龟背除常见于佝偻病的宝宝，还可发生于强直性脊柱炎病人。要注意尽早发现，及时补钙，并帮助宝宝保持正确姿势，防止骨骼畸形。

小贴士

　　现在很多妈妈会给宝宝口服各种补钙食品或药品，但是，有些宝宝还是出现了类似佝偻病的症状，这使得妈妈们无比困惑。我们认为，这与钙质的吸收质量有关。看似摄入了大量的钙质，但其实宝宝身体有效利用的量很小。比如宝宝几乎不去户外活动，很少接受阳光直接照晒，进食过多高热量食物致身体过胖等，都会影响身体对钙质的吸收。另外，有些宝宝生长发育过快，虽然通过食物补充了大量的钙质，但不足以维持身体快速发育的需要，这时也会出现钙质的相对不足。因此，我们还是要强调，不要"填鸭式"喂养宝宝，不要跟其他宝宝比高矮、比胖瘦，要让宝宝按照自己的节律，稳步生长。在本丛书"妈妈篇"《乳汁不足》的养护方法部分，我们还会再讲如何合理地喂养宝宝。

十一、感冒

　　感冒又称上呼吸道感染，一年四季均可发生，又以冬春季节最为常见，主要是由上呼吸道感染细菌或病毒所致。正常人的口、鼻、咽部也有细菌或病毒的存在，但是对于宝宝来说，他们的鼻腔更加短小，鼻黏膜血管丰富，因此，感受外邪后，鼻咽部黏膜血管舒缩剧烈，血液循环障碍，从而抵抗力降低，细菌、病毒得以乘虚而入，大量繁殖，进而产生全身症状。中医根据所感外邪之不同，常将感冒分风寒、风热两型。

小贴士

经常带宝宝进行室外活动，让宝宝呼吸新鲜空气，能促进宝宝体内新陈代谢，加强身体对外界环境的适应能力和对疾病的抵抗能力，提高免疫力。宝宝满月后就可以外出了，带宝宝外出活动要循序渐进，从几分钟逐渐增加至1~2小时。在夏季，要选择早晚阳光不很强烈的时间段，避免宝宝皮肤直接在阳光下暴晒；在冬季，尽量选择中午气温较高时外出。带宝宝晒太阳时要注意保护宝宝的眼睛，避免被阳光直射。

1 风寒感冒

宝宝脏腑娇嫩，腠理疏松，卫外能力差，若天气突然转冷，而爸爸妈妈们没有及时给宝宝增加衣物，或出汗后没有及时擦干，又在冷风中停留，则容易被风寒之邪侵袭，发为风寒感冒。

病症表现：恶寒重，发热轻，无汗，鼻塞，喷嚏，流清涕，咳嗽，咳痰清稀，舌淡，苔薄白，脉浮紧，指纹色红。

调理原则：疏风解表，散寒祛邪。

按摩方法：四大手法、揉迎香、揉二扇门、揉外劳宫、揉一窝风、推三关、推天柱骨、拿风池等。

天门位置：两眉中间至前发际呈一直线。

操作：用两拇指指腹自眉心向前发际交替直推。

次数：30~50次。

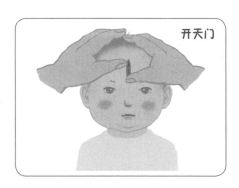

开天门

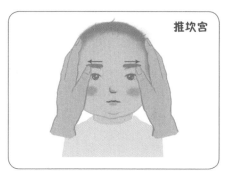

推坎宫

坎宫位置： 自眉头起，沿眉至眉梢呈一横线。

操作： 先用两拇指指腹分别轻按鱼腰穴，再自眉头起向眉梢做分推动作。

次数： 30~50 次。

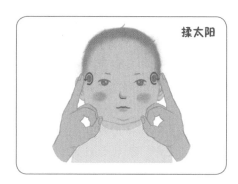

揉太阳

太阳位置： 在眉后凹陷处。

操作： 用拇指或中指指腹按揉之。

次数： 30~50 次。

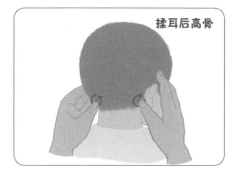

揉耳后高骨

耳后高骨位置： 耳后入发际，乳突后缘高骨下凹陷中。

操作： 用两拇指或中指指腹揉之。

次数： 30~50 次。

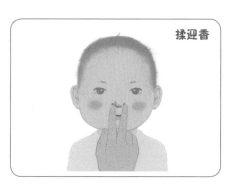

揉迎香

迎香位置： 在鼻唇沟中，当鼻翼外缘中点处。

操作： 用两拇指指端或食、中二指揉该穴。

次数： 20~30 次。

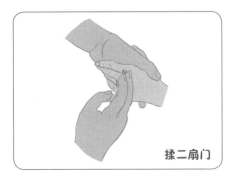

揉二扇门

二扇门位置：在手背，中指本节两旁陷中。

操作：用两拇指指端或食、中指指端揉之。

次数：100~500 次。

外劳宫位置：在手背，与内劳宫相对处。

操作：用拇指或中指端揉之。

次数：100~300 次。

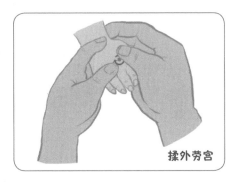

揉外劳宫

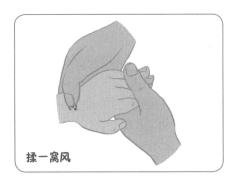

揉一窝风

一窝风位置：在手背，当腕横纹中央凹陷处。

操作：用拇指或中指端揉之。

次数：100~300 次。

三关位置：在前臂桡侧，腕横纹至肘横纹呈一直线。

操作：食、中二指并拢，自腕横纹起直推至肘横纹处。

次数：100~500 次。

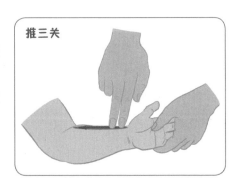

推三关

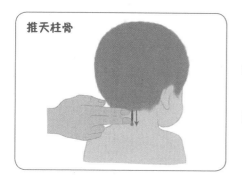

天柱骨位置：在颈后，自后发际正中至大椎呈一直线。

操作：一手食、中指并拢，用指腹由上向下直推。

次数：100~500 次。

风池位置：后发际两侧凹陷处，当胸锁乳突肌与斜方肌起始部之间的凹陷处。

操作：用拇、食指拿之。

次数：5~10 次。

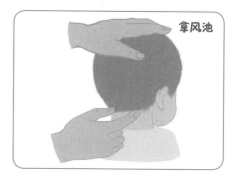

 小贴士

夏季，要避免宝宝患上"空调病"。一般，室内空调温度不要设置的过低，避免室内外温差过大。每 4~6 小时要关闭空调，打开门窗，让各个房间交替通风换气。在空调房间内，尤其要注意用衣物遮盖宝宝肚脐和脚心，避免受凉后感冒、腹泻。

2 风热感冒

平素体虚，或感受风热之邪，邪气趁虚而入，肺气失于宣肃，发为风热感冒。

病症表现：发热重，恶寒轻，微汗出，鼻塞，流黄浊涕，咳嗽，咳痰色黄，咽红，舌尖红，苔薄黄，脉浮数，指纹色鲜红。

调理原则：疏风清热，解表祛邪。

按摩方法：四大手法、清肺经、揉总筋、退六腑、清天河水、揉大椎、揉肺俞、推脊等。

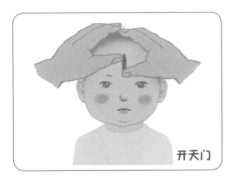

天门位置：两眉中间至前发际呈一直线。

操作：用两拇指指腹自眉心向前发际交替直推。

次数：30~50 次。

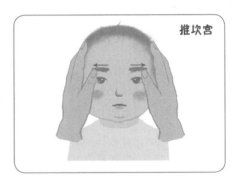

坎宫位置：自眉头起，沿眉至眉梢呈一横线。

操作：先用两拇指指腹分别轻按鱼腰穴，再自眉头起向眉梢做分推动作。

次数：30~50 次。

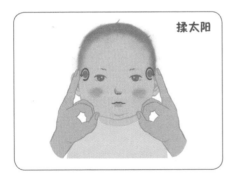

太阳位置：在眉后凹陷处。

操作：用拇指或中指指腹按揉之。

次数：30~50 次。

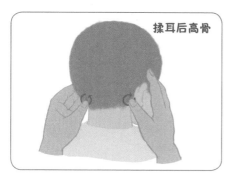

揉耳后高骨

耳后高骨位置：耳后入发际，乳突后缘高骨下凹陷中。

　　操作：用两拇指或中指指腹揉之。

　　次数：30~50 次。

肺经位置：在无名指末节螺纹面。

　　操作：用拇指指腹自无名指掌面末节横纹向指尖平推。

　　次数：100~500 次。

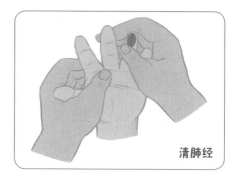

清肺经

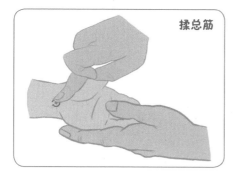

揉总筋

总筋位置：在腕横纹中点处。

　　操作：用拇指或中指指端揉之。

　　次数：100~300 次。

六腑位置：在前臂尺侧，自肘关节至掌根呈一直线。

　　操作：用食、中二指指腹，自肘关节平推至掌根。

　　次数：100~500 次。

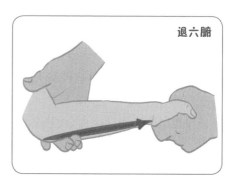

退六腑

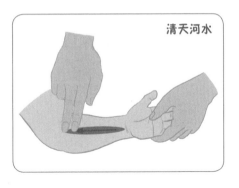

清天河水

天河水位置：在前臂内侧正中，自腕横纹到肘横纹呈一直线。

操作：用食、中二指指腹，自腕横纹起，向上平推至肘横纹。

次数：100~500次。

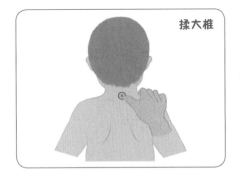

揉大椎

大椎位置：在后正中线上，当第7颈椎棘突下。

操作：用拇指或中指指腹揉之。

次数：30~50次。

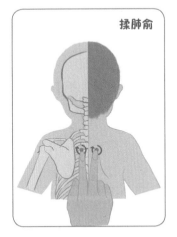

揉肺俞

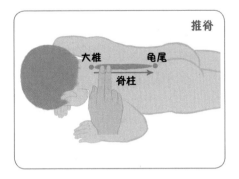

推脊

大椎　　龟尾
脊柱

肺俞位置：在第3胸椎棘突下，前正中线旁开1.5寸。

操作：用两拇指或食、中指指腹揉之。

次数：50~100次。

脊柱位置：在背部，大椎至龟尾呈一直线。

操作：用食、中指指腹自上而下直推，称"推脊"。

次数：100~300次。

小贴士

　　感冒时，宝宝会调动全身抵抗力去驱除外邪，因此，宝宝这一阶段的消化能力会减弱，表现为不思饮食、腹胀、便秘、腹泻等症状，此时，尤其不要急于给宝宝增加过量的高营养食物，以免加重胃肠负担，阻碍宝宝自我修复。这一时期可以增加水分供应，对于全母乳喂养阶段的宝宝，要增加妈妈的饮水量。另外，感冒属于呼吸系统疾病，要注意经常对房间通风换气，尽量不带宝宝到人群密集的场所，避免交叉感染，或反复感冒。

十二、发热

　　发热即体温升高，是宝宝非常容易出现的一种症状。根据发热的不同原因，我们常常把发热分为外感发热、阴虚内热，及肺胃实热3种。其中外感发热常常是指感冒的一个症状。但是，某些急性传染病初起时，也往往以发热为主要症状，应注意分辨，以免延误病情。此外，对于年幼体弱的宝宝，发热后如不能有效治疗，常常变生他病，危及健康。

小贴士

　　宝宝虽然高热，但是精神状态还好，能吃能玩，那问题就不太严重，只需用各种手段控制好体温，避免出现高热惊厥等兼夹症状即可；但若宝宝体温并不太高，却蔫头耷拉脑，不爱玩，不爱说话，不爱吃饭，或烦躁不安等，就需要爸爸妈妈们的重视了，应及时就医。

1 外感发热

宝宝身体娇弱，抵御外邪的能力不足，当天气突然变化，风寒、风热之邪由口鼻而入，侵犯肌表，卫外之阳气被郁于体内不能散发，则致发热。

病症表现： 风寒侵袭，表现为恶寒重，发热轻，头痛，无汗，鼻塞，流清涕，咳嗽，咳痰清稀，咽喉痒，舌苔薄白，脉浮紧，指纹浮而鲜红；外感风热，表现为发热重，微恶寒，有汗，头痛，鼻塞，流黄涕，咳嗽，咳痰黄稠，咽喉红肿疼痛，口干而渴，舌红薄黄苔，脉浮数，指纹浮而紫红。

调理原则： 清热解表，发散外邪。

按摩方法： 清补脾经、清肝经、清肺经、运内八卦、清天河水、开天门、推坎宫、揉太阳、摩腹、推天柱骨、推涌泉等。风寒侵袭型加掐揉二扇门、推三关、拿风池等；外感风热者加揉大椎、捏脊等。

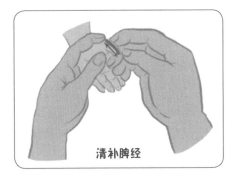

清补脾经

脾经位置： 在拇指桡侧缘，自指尖到指根呈一直线。

操作： 用左手握住宝宝左手，同时以拇、食二指捏住宝宝拇指，用右手拇指自指尖至指根来回推之。

次数： 100~500 次。

肝经位置： 在食指末节螺纹面。

操作： 用左手握住宝宝左手，使其手指向上，手掌向外，然后用右手拇指指腹自食指末节横纹起推向指尖。

次数： 100~500 次。

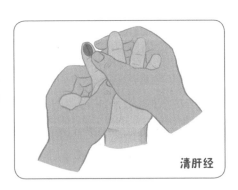

清肝经

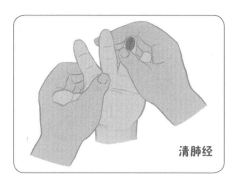

清肺经

肺经位置：在无名指末节螺纹面。

操作：用拇指指腹自无名指掌面末节横纹向指尖平推。

次数：100~500 次。

内八卦位置：在手掌面，以掌心（内劳宫穴）为圆心，以圆心到中指根横纹距离的2/3为半径，画一圆圈，八卦即在此圈上。

操作：用拇指指腹自乾向坎运至兑为一遍，在运至离时需轻轻而过。

次数：100~500 次。

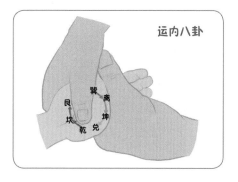

运内八卦

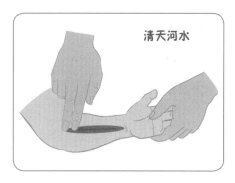

清天河水

天河水位置：在前臂内侧正中，自腕横纹到肘横纹呈一直线。

操作：用食、中二指指腹，自腕横纹起，向上平推至肘横纹。

次数：100~500 次。

天门位置：两眉中间至前发际呈一直线。

操作：用两拇指指腹自眉心向前发际交替直推。

次数：30~50 次。

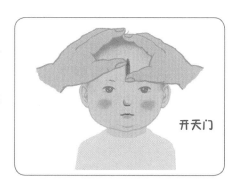

开天门

坎宫位置：自眉头起，沿眉至眉梢呈一横线。

操作：先用两拇指指腹分别轻按鱼腰穴，再自眉头起向眉梢做分推动作。

次数：30~50 次。

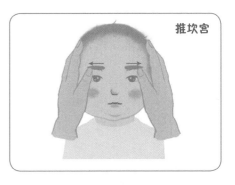

推坎宫

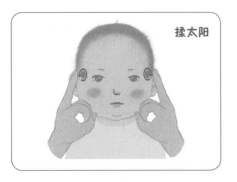

揉太阳

太阳位置：在眉后凹陷处。

操作：用拇指或中指指腹按揉之。

次数：30~50 次。

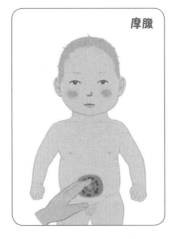

摩腹

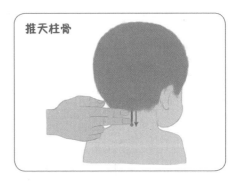

推天柱骨

腹位置：在腹部。

操作：宝宝仰卧，用手掌掌面或四指摩之，称"摩腹"。

时间：约 5 分钟。

天柱骨位置：在颈后，自后发际正中至大椎呈一直线。

操作：一手食、中指并拢，用指腹由上向下直推。

次数：100~500 次。

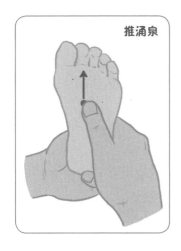

推涌泉

涌泉位置：屈趾，足心前正中凹陷中。

操作：用拇指指腹由本穴向足蹈趾方向直推。

次数：50~100 次。

2 阴虚内热

宝宝平素体质屡弱，阴液不足，或久病热病，更加耗伤阴津，或久吐久泻伤阴，或过食煎炸温燥之物，均可导致肺肾不足，阴液亏损，而出现发热。

病症表现：午后或夜间发热，手足心热，形体消瘦，骨蒸颧红，心烦盗汗，口渴喜饮，食欲减退，大便秘结，尿少而黄，舌红而干，无苔或少苔或花剥苔，脉细数，指纹淡紫。

调理原则：滋阴清热。

按摩方法：补脾经、补肺经、补肾经、揉肾顶、掐揉内劳宫、揉二马、清天河水、按揉足三里、推涌泉等。

脾经位置：在拇指桡侧缘，自指尖到指根呈一直线。

操作：用左手握住宝宝左手，同时以拇、食二指捏住宝宝拇指，使之微屈，用右手拇指自指尖推向指根。

次数：100~500 次。

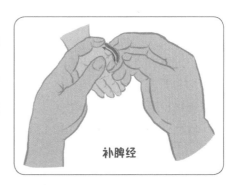

补脾经

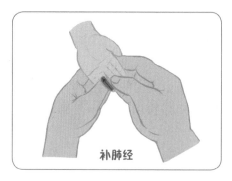

补肺经

肺经位置：在无名指末节螺纹面。

操作：用拇指指腹自无名指掌面末节指尖向横纹平推。

次数：100~500 次。

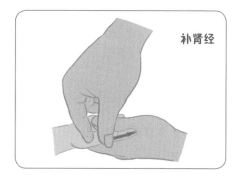

补肾经

肾经位置：在小指掌面稍偏尺侧，自小指尖至指根呈一直线。

操作：用拇指指腹自指根向小指尖平推。

次数：100~500 次。

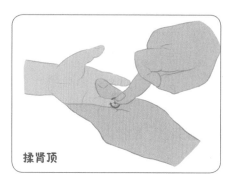

揉肾顶

肾顶位置：在小指顶端。

操作：用拇指或中指指腹按揉之。

次数：100~500 次。

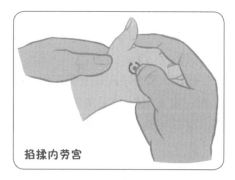

掐揉内劳宫

内劳宫位置：在手掌心，握拳时当中指指尖下。

操作：用拇指指甲掐揉之。

次数：掐 3~5 次，揉 100~300 次。

二马位置：在手背，当无名指及小指掌指关节后凹陷中。

操作：用拇指或中指揉之。

次数：100~500 次。

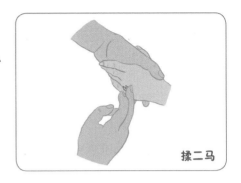

揉二马

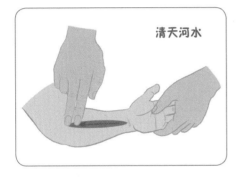

清天河水

天河水位置：在前臂内侧正中，自腕横纹到肘横纹呈一直线。

操作：用食、中二指指腹，自腕横纹起，向上平推至肘横纹。

次数：100~500 次。

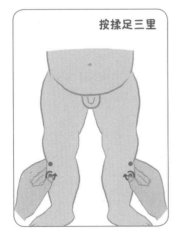

按揉足三里

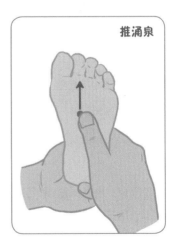

推涌泉

足三里位置：在小腿，当外膝眼下 3 寸，距胫骨前缘一横指。

操作：以拇指指腹按揉之。

次数：30~50 次。

涌泉位置：屈趾，足心前正中凹陷中。

操作：用拇指指腹由本穴向足踇趾方向直推。

次数：50~100 次。

小贴士

哺乳期的宝宝与妈妈通过乳汁建立起密切的联系，因此，如果妈妈过食煎炸烧烤之物，其所产生的乳汁也会具有耗伤阴津的作用，宝宝摄入这样的乳汁后，便容易出现肺肾阴虚之证，导致发热。但这种母子间的联系也可以被用来治疗宝宝的疾病，如妈妈服药，使药物通过乳汁让宝宝吸收，从而达到治病的目的，我们管这种服药方法叫"母代子服"。

3 肺胃实热

外感发热治疗不当，迁延不愈，或乳食积滞，排泄不迭，均可导致肺胃壅实，郁而化热。

病症表现： 高热面赤，唇红气促，不思饮食，便秘烦躁，口渴喜饮，舌质红，苔黄燥，脉滑数，指纹深紫。

调理原则： 清泻里热，理气消食。

按摩方法： 清肺经、清胃经、清大肠、揉板门、运内八卦、退六腑、清天河水、揉天枢等。

肺经位置： 在无名指末节螺纹面。

操作： 用拇指指腹自无名指掌面末节横纹向指尖平推。

次数： 100~500 次。

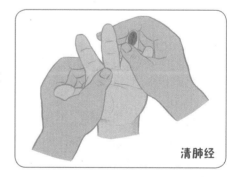

清肺经

胃经位置：在大鱼际桡侧，赤白肉际处。

操作：用拇指或食指指腹自掌根推向拇指根。

次数：100~500 次。

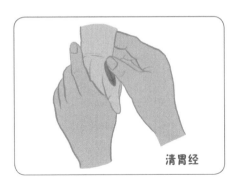

清胃经

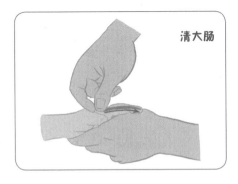

清大肠

大肠位置：在食指桡侧缘，由指尖至指根呈一直线。

操作：用拇指指腹，自指根直推至指尖。

次数：100~500 次。

板门位置：在手掌大鱼际平面。

操作：用左手托住宝宝左手，用右手拇指或食指在大鱼际平面的中点处做揉法。

次数：100~300 次。

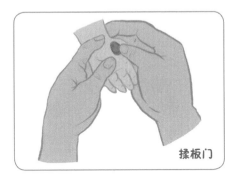

揉板门

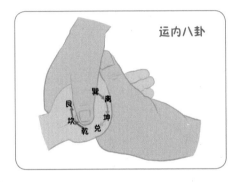

运内八卦

内八卦位置：在手掌面，以掌心（内劳宫穴）为圆心，以圆心到中指根横纹距离的 2/3 为半径，画一圆圈，八卦即在此圈上。

操作：用拇指指腹自乾向坎运至兑为一遍，在运至离时需轻轻而过。

次数：100~500 次。

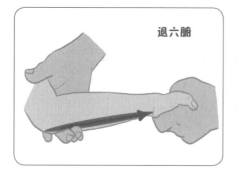

六腑位置：在前臂尺侧，自肘关节至掌根呈一直线。

操作：用食、中二指指腹，自肘关节平推至掌根。

次数：100~500 次。

天河水位置：在前臂内侧正中，自腕横纹到肘横纹呈一直线。

操作：用食、中二指指腹，自腕横纹起，向上平推至肘横纹。

次数：100~500 次。

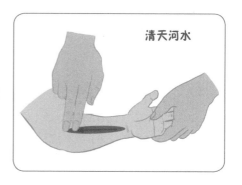

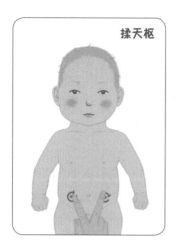

天枢位置：肚脐旁开 2 寸。

操作：用食、中二指指腹按揉之。

次数：100~300 次。

小贴士

宝宝的正常体温比大人要高，遇到生病发热，体温还要上升，这会让爸爸妈妈们非常着急。除了按摩调理外，我们还可以采用物理降温，帮助宝宝退热。比如，给宝宝少穿一件衣服，松解包被，有利于散热；用温水毛巾擦拭宝宝的腋窝、腹股沟等部位，这些地方有大血管经过，能够帮助带走热量；可以给宝宝洗个温水澡，但要注意洗澡后尽快擦干，不要受凉；要给宝宝多喝温开水，通过小便带走热量等。如果持续高热出现惊风、抽搐等证，要注意及时就医，切忌延误病情。

十三、暑热症

暑热症是宝宝常见的季节性疾病，主要发生在盛夏时节，表现为长期发热，体温可达 38~40℃，体温与气候、气温有密切关系，一般午后较高，清晨较低；天气越热，体温越高；天气转凉，体温亦随之下降，伴有口渴多饮，多尿，无汗等。本病可持续两三个月，甚至更久，但无其他兼夹病证，待秋凉后往往自行退热。按照暑热症的发病过程，可分为初期、中期及后期，可根据分期采取相应按摩调理的方法。

1 初期

宝宝平素身体娇弱，抵御外邪的能力不足，暑邪乘虚而入，蕴于肺胃，而表现为发热等症。

病症表现：畏寒，发热，无汗，头痛，鼻塞流涕，咳嗽，咽痒或咽喉肿痛，口渴多尿，舌淡苔薄白，脉浮数。

调理原则：清暑解表。

按摩方法：四大手法、清肺经、运板门、掐少商、退六腑等。

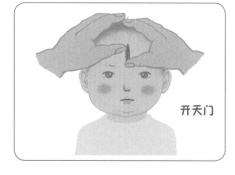

天门位置：两眉中间至前发际呈一直线。

操作：用两拇指指腹自眉心向前发际交替直推。

次数：30~50 次。

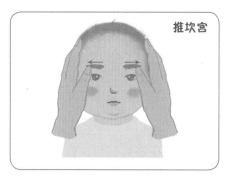

坎宫位置：自眉头起，沿眉至眉梢呈一横线。

操作：先用两拇指指腹分别轻按鱼腰穴，再自眉头起向眉梢做分推动作。

次数：30~50 次。

太阳位置：在眉后凹陷处。

操作：用拇指或中指指腹按揉之。

次数：30~50 次。

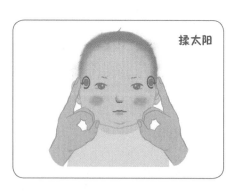

耳后高骨位置：耳后入发际，乳突后缘高骨下凹陷中。

操作：用两拇指或中指指腹揉之。

次数：30~50 次。

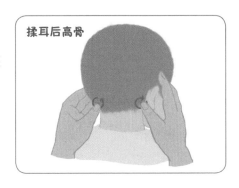

揉耳后高骨

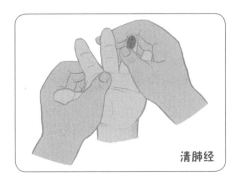

清肺经

肺经位置：在无名指末节螺纹面。

操作：用拇指指腹自无名指掌面末节横纹向指尖平推。

次数：100~500 次。

板门位置：在手掌大鱼际平面。

操作：用左手托住宝宝左手，用右手拇指或食指在大鱼际平面的中点处做揉法。

次数：100~300 次。

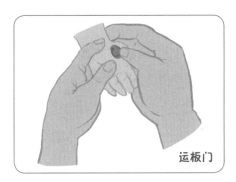

运板门

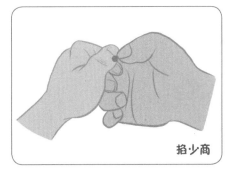

掐少商

少商位置：在拇指桡侧，距指甲角 0.1 寸。

操作：用拇指指甲重掐之。

次数：5~20 次。

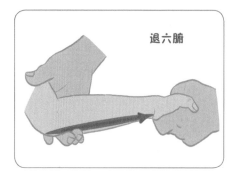

六腑位置：在前臂尺侧，自肘关节至掌根呈一直线。

操作：用食、中二指指腹，自肘关节平推至掌根。

次数：100~500 次。

2 中期

宝宝稚阴稚阳之体，冒受暑气，蕴于肺胃，伤津耗气，致脾胃气阴两伤。

病症表现：高热持续不退，热势午后升高，天气越热，体温越高，口渴引饮，皮肤、口唇干燥灼热，无汗或少汗，烦躁不安，小便频而清长，舌红苔薄黄，脉浮数。

调理原则：清暑益气，养阴生津。

按摩方法：补脾经、清胃经、清肺经、揉二马、水底捞明月、推三关、清天河水等。

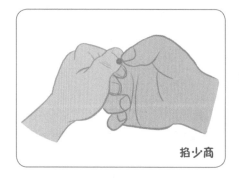

少商位置：在拇指桡侧，距指甲角0.1 寸。

操作：用拇指指甲重掐之。

次数：5~20 次。

脾经位置：在拇指桡侧缘，自指尖到指根呈一直线。

操作：用左手握住宝宝左手，同时以拇、食二指捏住宝宝拇指，使之微屈，用右手拇指自指尖推向指根。

次数：100~500 次。

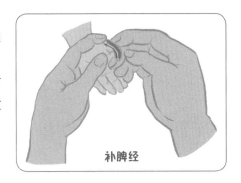

补脾经

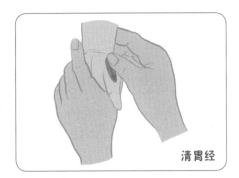

清胃经

胃经位置：在大鱼际桡侧，赤白肉际处。

操作：用拇指或食指指腹自掌根推向拇指根。

次数：100~500 次。

肺经位置：在无名指末节螺纹面。

操作：用拇指指腹自无名指掌面末节横纹向指尖平推。

次数：100~500 次。

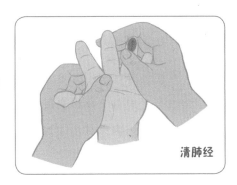

清肺经

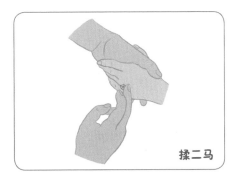

揉二马

二马位置：在手背，当无名指及小指掌指关节后凹陷中。

操作：用拇指或中指揉之。

次数：100~500 次。

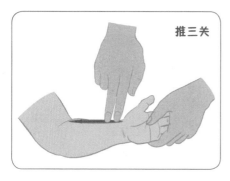

推三关

三关位置：在前臂桡侧，腕横纹至肘横纹呈一直线。

操作：食、中二指并拢，自腕横纹起直推至肘横纹处。

次数：100~500 次。

天河水位置：在前臂内侧正中，自腕横纹到肘横纹呈一直线。

操作：用食、中二指指腹，自腕横纹起，向上平推至肘横纹。

次数：100~500 次。

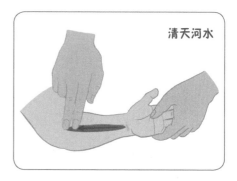

清天河水

小贴士

水底捞明月是小儿推拿复式手法之一，操作方法为：用凉水滴在宝宝内劳宫穴上，操作者用拇指自宝宝小指尖推至坎宫，由小天心至内劳宫轻轻一拂而过，如捞月之状。本法性寒凉，能清心，泻火，退热，主治高热神昏，烦躁不安，大便秘结等实性热证。

3 后期

宝宝素体脾肾阳虚，外被暑气熏蒸，内里阳气不足，则使热淫于上，阳虚于下，形成上盛下虚的虚实夹杂之证。

病症表现：身热不退，朝盛暮衰，精神萎靡，虚烦不安，面色苍白，食欲不振，口渴多饮，下肢不温，小便清长，频数无度，大便溏薄，舌淡苔黄，脉细数无力。

调理原则：健脾益肾，清心泻火。

按摩方法：补脾经、补肾经、清心经、揉小天心、推三关、揉涌泉、捏脊等。

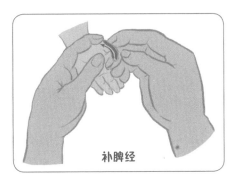
补脾经

脾经位置：在拇指桡侧缘，自指尖到指根呈一直线。

操作：用左手握住宝宝左手，同时以拇、食二指捏住宝宝拇指，使之微屈，用右手拇指自指尖推向指根。

次数：100~500次。

肾经位置：在小指掌面稍偏尺侧，自小指尖至指根呈一直线。

操作：用拇指指腹自指根向小指尖平推。

次数：100~500次。

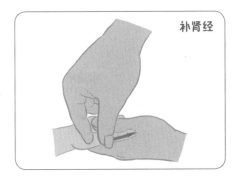
补肾经

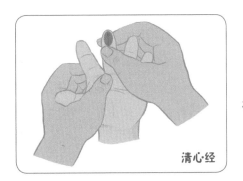
清心经

心经位置：手中指末节螺纹面。

操作：用拇指指腹自中指掌面末节横纹向指尖平推。

次数：100~500次。

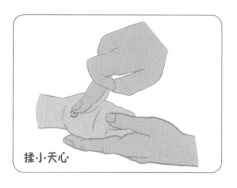

揉小天心

小天心位置： 在掌根，大、小鱼际交界处凹陷中。

操作： 用拇指或中指端揉之。

次数： 100~300 次。

三关位置： 在前臂桡侧，腕横纹至肘横纹呈一直线。

操作： 食、中二指并拢，自腕横纹起直推至肘横纹处。

次数： 100~500 次。

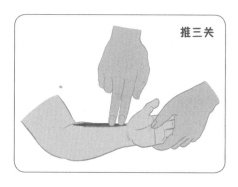

推三关

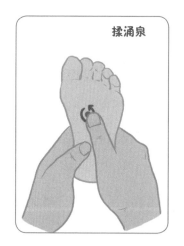

揉涌泉

涌泉位置： 屈趾，足心前正中凹陷中。

操作： 用拇指或中指指腹揉之。

次数： 50~100 次。

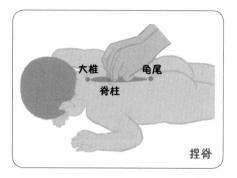

大椎　龟尾

脊柱

捏脊

脊柱位置： 在背部，大椎至龟尾呈一直线。

操作： 双手拇指与食、中二指相对，自下而上做捏法。

次数： 3~7 次。

十四、惊风

惊风又称惊厥，也叫抽风，以肢体抽搐、两目上视、意识不清为主要特征，是一种宝宝常见的危急重症。惊风可发生在任何季节，以 3~6 月龄的宝宝多见，年龄越小则发生率越高，现代医学认为这与宝宝中枢神经系统发育不健全，遇到高热或炎症刺激，容易引起中枢神经系统功能紊乱有关。本病一般可分为急惊风和慢惊风两种。

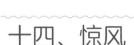 **急惊风**

宝宝为纯阳之体，感受六淫邪气后，可急速化热，热盛生风，风热相煽，炼液为痰，痰热壅闭清窍；或乳食不节，积滞痰热内壅，闭塞清窍；或津液亏损，阴血不足，筋脉失养，而致肢体拘挛搐搦，角弓反张等。

病症表现： 高热，体温常在 39℃以上，烦躁不安，面红唇赤，气急鼻扇，啼无涕泪，继而神志昏迷，两目上视，牙关紧闭，脊背强直，四肢搐搦，或伴有脘腹胀满，大便干，喉中痰声辘辘，咳吐不利，舌苔厚腻。

调理原则： 开窍镇惊，清热化痰，消食导滞，通络止搐。

按摩方法：

（1）掐人中、掐十宣、掐老龙、掐精宁、威灵、掐端正、拿仆参等以开窍镇惊。

（2）分别针对伴随症状采取推拿手法，以治其标。如清肺经、揉天突、推揉膻中、揉中脘、搓摩胁肋、揉丰隆、揉肺俞等以化痰；补脾经、清大肠、揉板门、揉中脘、揉天枢、摩腹、按揉足三里、推下七节骨等以消食导滞；清肝经、清心经、清肺经、退六腑、清天河水、推脊等以清热；拿曲池、合谷、百虫、阳陵泉、风池、肩井、承山、委中穴，推天柱骨、推脊等以止搐，治疗角弓反张。

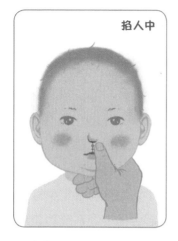

掐人中

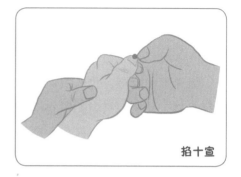

掐十宣

人中位置：在人中沟上 1/3 与下 2/3 交界处。

操作：用拇指指甲掐之。

次数：3~5 次，或醒后即止。

十宣位置：在手十指尖端，距指甲游离缘 0.1 寸，双手共 10 穴。

操作：用拇指指甲依次掐之。

次数：3~5 次，或醒后即止。

老龙位置：在中指指甲后 1 分许。

操作：用拇指指甲掐之。

次数：3~5 次，或醒后即止。

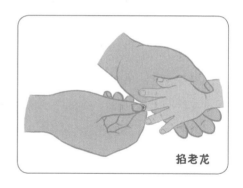

掐老龙

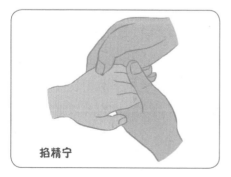

掐精宁

精宁位置：在手背，当第 4、5 掌骨间歧缝中。

操作：用拇指指甲掐之。

次数：3~5 次。

威灵位置：在手背，当第2、3掌骨间歧缝中。

操作：用拇指指甲掐之，继以揉之。

次数：3~5次。

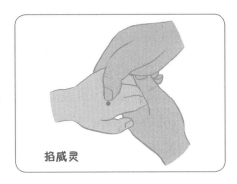

掐威灵

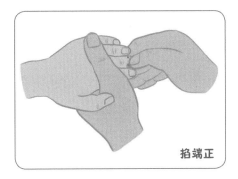

掐端正

左端正、右端正位置：分别位于中指桡侧与尺侧，当指甲根旁1分许。

操作：用拇指指甲掐之。

次数：3~5次。

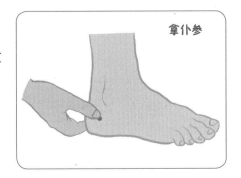

拿仆参

仆参位置：在外踝后下方，昆仑穴直下，跟骨外侧，赤白肉际处。

操作：用拇、食指相对拿之。

次数：3~5次，或醒后即止。

小贴士

对于急惊风的治疗，尤其要注意"快"。先治其标，待宝宝意识恢复，再考虑清热、化痰、止抽搐等以治其本。控制惊风发作，可避免脑组织持续缺氧，并为后续去医院接受治疗赢得时间。

2 慢惊风

急惊风没有得到有效调治，或宝宝素体虚弱，或突然受到惊吓，或久泻久痢之后津血耗伤，筋脉失于濡养，则会发为慢惊风。

病症表现： 嗜睡，睡卧露睛，面色苍白，两手握拳，抽搐时作时止，气短无力，或在沉睡中突发痉挛，四肢厥冷，大便稀溏，小便清长。

调理原则： 培补元气，息风止搐。

按摩方法： 补脾经、清肝经、补肾经、推三关、掐揉曲池、揉中脘、摩腹、按揉足三里、拿委中、捏脊、按揉百会等。

脾经位置： 在拇指桡侧缘，自指尖到指根呈一直线。

操作： 用左手握住宝宝左手，同时以拇、食二指捏住宝宝拇指，使之微屈，用右手拇指自指尖推向指根。

次数： 100~500 次。

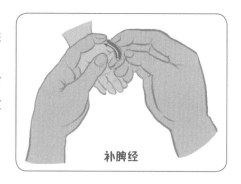

补脾经

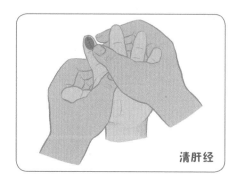

清肝经

肝经位置： 在食指末节螺纹面。

操作： 用左手握住宝宝左手，使其手指向上，手掌向外，然后用右手拇指指腹自食指末节横纹起推向指尖。

次数： 100~500 次。

肾经位置：在小指掌面稍偏尺侧，自小指尖至指根呈一直线。

操作：用拇指指腹自指根向小指尖平推。

次数：100~500 次。

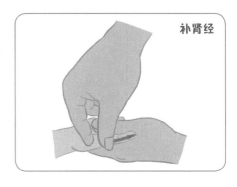
补肾经

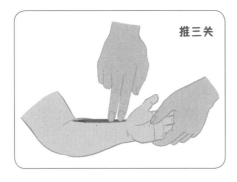
推三关

三关位置：在前臂桡侧，腕横纹至肘横纹呈一直线。

操作：食、中二指并拢，自腕横纹起直推至肘横纹处。

次数：100~500 次。

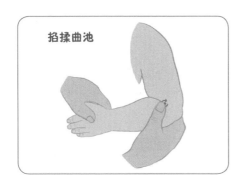
掐揉曲池

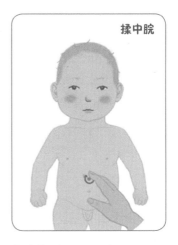
揉中脘

曲池位置：屈肘，在肘横纹外侧端，当尺泽与肱骨外上髁连线的中点。

操作：用拇指指甲掐之，继以揉之。

次数：30~50 次。

中脘位置：位于前正中线上，当脐上 4 寸。

操作：用食、中指指腹或掌根按揉之。

次数：100~300 次。

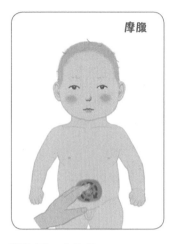

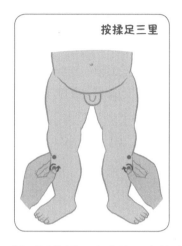

腹位置： 在腹部。

操作： 宝宝仰卧，用手掌掌面或四指摩之。

时间： 约5分钟。

足三里位置： 在小腿，当外膝眼下3寸，距胫骨前缘一横指。

操作： 以拇指指腹按揉之。

次数： 30~50次。

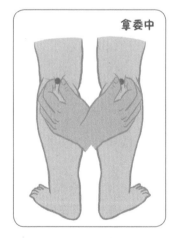

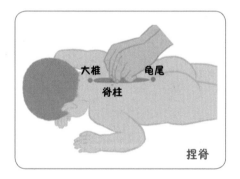

委中位置： 在腘窝中央。

操作： 用拇、食指相对，提、拿、钩、拨腘窝中的肌腱。

次数： 3~5次。

脊柱位置： 在背部，大椎至龟尾呈一直线。

操作： 双手拇指与食、中二指相对，自下而上做捏法。

次数： 3~7次。

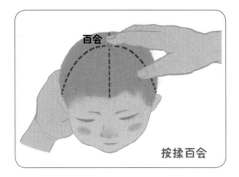

按揉百会

百会位置： 在头顶，前、后发际正中连线，与两耳尖连线交会处（当前发际正中之上 5 寸）。

操作： 一手扶住宝宝头部，另一手用拇指指腹按揉该穴。

次数： 100~200 次。

十五、咳嗽

咳嗽是小儿肺脏疾病的常见证候之一，感冒、急慢性支气管炎、肺炎、肺结核等病都可引起咳嗽。本部分所介绍的咳嗽是指由于外感六淫邪气，或内伤诸因，导致肺失清肃，而引起的以咳嗽为主要表现的病症。按发病原因，咳嗽可分为外感咳嗽和内伤咳嗽两类，外感咳嗽又有风寒、风热、肺热咳嗽之分。

❶ 风寒咳嗽

风寒外袭，邪束肌表，肺气不宣，清肃失职，痰液滋生，发为咳嗽。

病症表现： 咳嗽，白痰，发热，恶寒，无汗，咽痒，鼻塞，流清涕，苔薄白，脉浮紧，指纹红。

调理原则： 疏散风寒，宣肺止咳。

按摩方法： 四大手法、清肺经、揉二扇门、运内八卦、揉膻中、揉乳旁、揉乳根、推天柱骨、分推肩胛骨、揉肺俞、拿风池等。

天门位置：两眉中间至前发际呈一直线。

操作：用两拇指指腹自眉心向前发际交替直推。

次数：30~50 次。

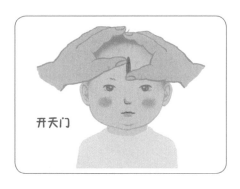

坎宫位置：自眉头起，沿眉至眉梢呈一横线。

操作：先用两拇指指腹分别轻按鱼腰穴，再自眉头起向眉梢做分推动作。

次数：30~50 次。

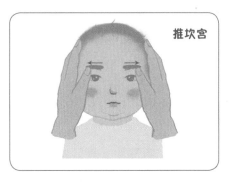

太阳位置：在眉后凹陷处。

操作：用拇指或中指指腹按揉之。

次数：30~50 次。

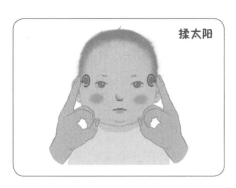

耳后高骨位置：耳后入发际，乳突后缘高骨下凹陷中。

操作：用两拇指或中指指腹揉之。

次数：30~50 次。

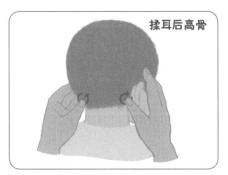

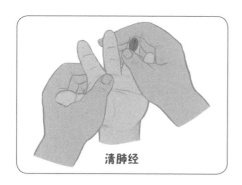

清肺经

肺经位置：在无名指末节螺纹面。

操作：用拇指指腹自无名指掌面末节横纹向指尖平推。

次数：100~500次。

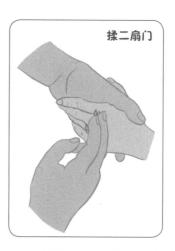

揉二扇门

二扇门位置：在手背，中指本节两旁陷中。

操作：用两拇指指端或食、中指指端揉之。

次数：100~500次。

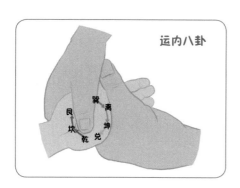

运内八卦

内八卦位置：在手掌面，以掌心（内劳宫穴）为圆心，以圆心到中指根横纹距离的2/3为半径，画一圆圈，八卦即在此圈上。

操作：用拇指指腹自乾向坎运至兑为一遍，在运至离时需轻轻而过。

次数：100~500次。

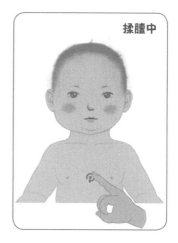

揉膻中

膻中位置：在胸部，当前正中线上，两乳头连线中点处，平第4肋间。

操作：用中指端揉之。

次数：50~100次。

147

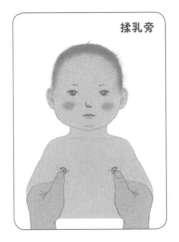

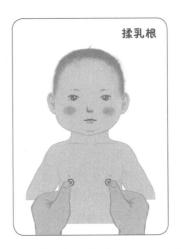

乳旁位置：乳头外侧旁开0.2寸。

操作：用两手四指扶住宝宝两胁，以两拇指分别置于双侧乳旁穴上揉之。

次数：50~100次。

乳根位置：乳头之下，平第5肋间。

操作：用两手拇指或中指指腹揉之。

次数：50~100次。

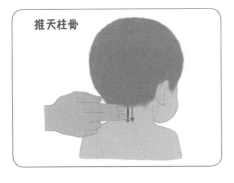

天柱骨位置：在颈后，自后发际正中至大椎呈一直线。

操作：一手食、中指并拢，用指腹由上向下直推。

次数：100~500次。

肺俞位置：在第3胸椎棘突下，前正中线旁开1.5寸。

操作：用两拇指指腹分别沿肩胛骨内缘由上而下做分推动作。

次数：100~200次。

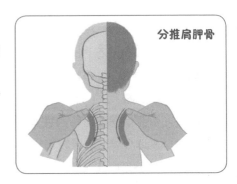

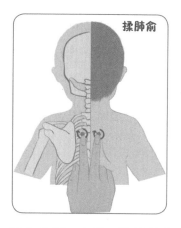

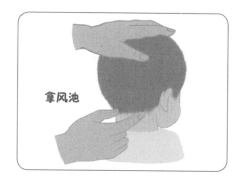

肺俞位置：在第3胸椎棘突下，前正中线旁开1.5寸。

操作：用两拇指或食、中指指腹揉之。

次数：50~100次。

风池位置：后发际两侧凹陷处，当胸锁乳突肌与斜方肌起始部之间的凹陷处。

操作：用拇、食指拿之。

次数：5~10次。

② 风热咳嗽

风热外袭，肺郁不宣，痰液滋生，或燥气伤肺，肺津被灼，痰涎粘结，发为咳嗽。

病症表现：咳嗽，白痰，发热，恶寒，无汗，咽痒，鼻塞，流清涕，苔薄白，脉浮紧，指纹红。

调理原则：疏散风热，宣肺止咳。

按摩方法：四大手法、清肺经、清天河水、推脊等。

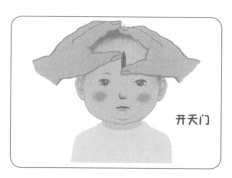

天门位置：两眉中间至前发际呈一直线。

操作：用两拇指指腹自眉心向前发际交替直推。

次数：30~50次。

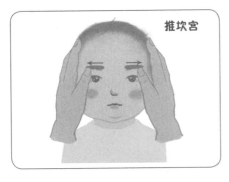

坎宫位置：自眉头起，沿眉至眉梢呈一横线。

操作：先用两拇指指腹分别轻按鱼腰穴，再自眉头起向眉梢做分推动作。

次数：30~50 次。

太阳位置：在眉后凹陷处。

操作：用拇指或中指指腹按揉之。

次数：30~50 次。

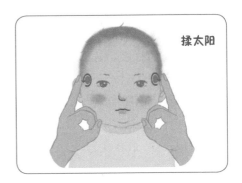

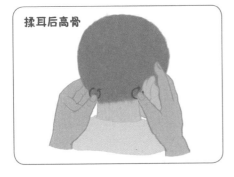

耳后高骨位置：耳后入发际，乳突后缘高骨下凹陷中。

操作：用两拇指或中指指腹揉之。

次数：30~50 次。

肺经位置：在无名指末节螺纹面。

操作：用拇指指腹自无名指掌面末节横纹向指尖平推。

次数：100~500 次。

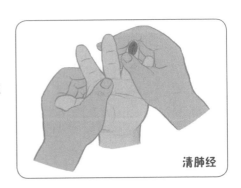

天河水位置： 在前臂内侧正中，自腕横纹到肘横纹呈一直线。

操作： 用食、中二指指腹，自腕横纹起，向上平推至肘横纹。

次数： 100~500 次。

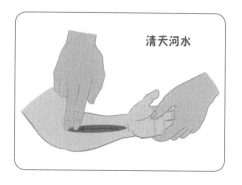

清天河水

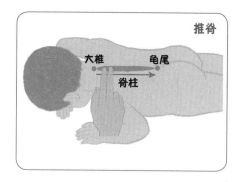

推脊

大椎　　龟尾

脊柱

脊柱位置： 在背部，大椎至龟尾呈一直线。

操作： 用食、中指指腹自上而下直推。

次数： 100~300 次。

小贴士

治疗风热感冒时，要重用清天河水手法 300 次以上。

3 肺胃实热

哺乳期的妈妈过食肥甘厚味使乳汁稠厚，或给宝宝添加辅食过多，超过脾胃消化能力，或外邪直接入侵肺胃，都会导致内热壅盛，热伤肺脏，使肺失宣降，发为咳嗽。

病症表现： 咳嗽气粗，面赤唇红，咽干口渴，烦躁便秘，痰黏色黄，舌红苔黄，脉数，指纹紫红。

调理原则： 清肺泻火，降气止咳。

按摩方法： 四大手法、清肺经、清胃经、清大肠、退六腑、清天河水、搓摩胁肋、推下七节骨、推脊等。

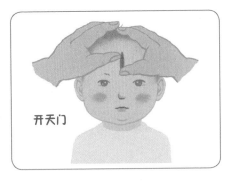

天门位置：两眉中间至前发际呈一直线。

操作：用两拇指指腹自眉心向前发际交替直推。

次数：30~50 次。

坎宫位置：自眉头起，沿眉至眉梢呈一横线。

操作：先用两拇指指腹分别轻按鱼腰穴，再自眉头起向眉梢做分推动作。

次数：30~50 次。

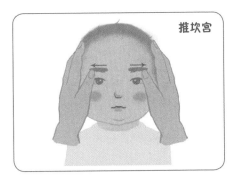

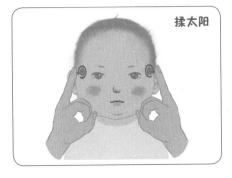

太阳位置：在眉后凹陷处。

操作：用拇指或中指指腹按揉之。

次数：30~50 次。

耳后高骨位置：耳后入发际，乳突后缘高骨下凹陷中。

操作：用两拇指或中指指腹揉之。

次数：30~50 次。

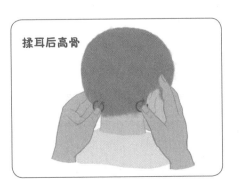

肺经位置：在无名指末节螺纹面。

操作：用拇指指腹自无名指掌面末节横纹向指尖平推。

次数：100~500 次。

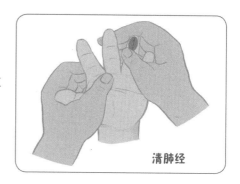

清肺经

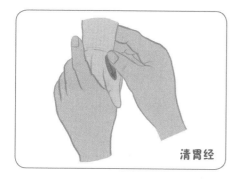

清胃经

胃经位置：在大鱼际桡侧，赤白肉际处。

操作：用拇指或食指指腹自掌根推向拇指根。

次数：100~500 次。

大肠位置：在食指桡侧缘，由指尖至指根呈一直线。

操作：用拇指指腹，自指根直推至指尖。

次数：100~500 次。

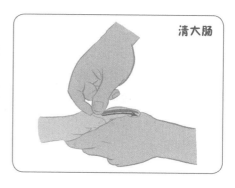

清大肠

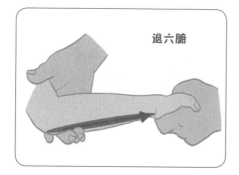

退六腑

六腑位置：在前臂尺侧，自肘关节至掌根呈一直线。

操作：用食、中二指指腹，自肘关节平推至掌根。

次数：100~500 次。

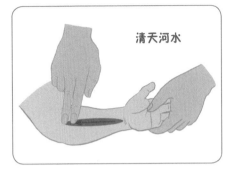

清天河水

天河水位置： 在前臂内侧正中，自腕横纹到肘横纹呈一直线。

操作： 用食、中二指指腹，自腕横纹起，向上平推至肘横纹。

次数： 100~500 次。

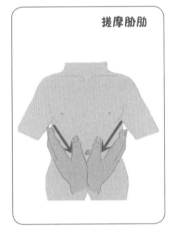

搓摩胁肋

胁肋位置： 从腋下两胁至天枢穴。

操作： 宝宝坐位，操作者用两手掌自宝宝两腋下搓摩至天枢穴处，称"搓摩胁肋"。

次数： 100~300 次。

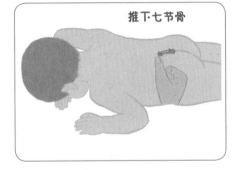

推下七节骨

七节骨位置： 第 4 腰椎至尾骨端呈一直线。

操作： 用拇指桡侧面或食、中指指腹自上而下推之。

次数： 100~300 次。

脊柱位置： 在背部，大椎至龟尾呈一直线。

操作： 用食、中指指腹自上而下直推。

次数： 100~300 次。

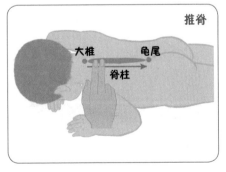

推脊

大椎　龟尾

脊柱

4 内伤咳嗽

宝宝平素身体虚弱，或久病失调，使肺阴虚损、脾胃虚寒，则痰湿内生，上扰肺络，肺气上逆，发为咳嗽。

病症表现： 久咳，身微热，或干咳少痰，或咳嗽痰多，食欲不振，神疲乏力，形体消瘦，舌淡或红，苔薄白或少苔，脉细，指纹淡。

调理原则： 健脾养肺，止咳化痰。

按摩方法： 补脾经、补肺经、运内八卦、推三关、推膻中、揉乳旁、揉乳根、揉中脘、按揉足三里、揉肺俞、脾俞、胃俞、捏脊等。

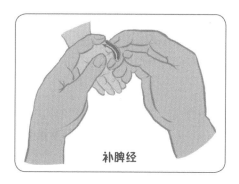

补脾经

脾经位置： 在拇指桡侧缘，自指尖到指根呈一直线。

操作： 用左手握住宝宝左手，同时以拇、食二指捏住宝宝拇指，使之微屈，用右手拇指自指尖推向指根。

次数： 100~500 次。

肺经位置： 在无名指末节螺纹面。

操作： 用拇指指腹自无名指掌面末节指尖向横纹平推。

次数： 100~500 次。

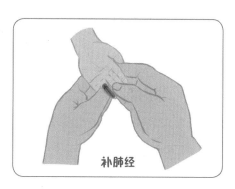

补肺经

内八卦位置： 在手掌面，以掌心（内劳宫穴）为圆心，以圆心到中指根横纹距离的 2/3 为半径，画一圆圈，八卦即在此圈上。

操作： 用拇指指腹自乾向坎运至兑为一遍，在运至离时需轻轻而过。

次数： 100~500 次。

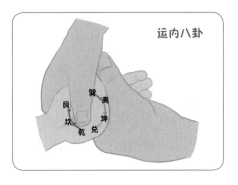

运内八卦

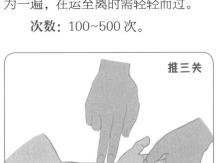

推三关

三关位置： 在前臂桡侧，腕横纹至肘横纹呈一直线。

操作： 食、中二指并拢，自腕横纹起直推至肘横纹处。

次数： 100~500 次。

膻中位置： 在胸部，当前正中线上，两乳头连线中点处，平第 4 肋间。

操作： 用食、中二指从胸骨切迹向下推至剑突。

次数： 50~100 次。

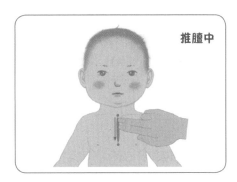

推膻中

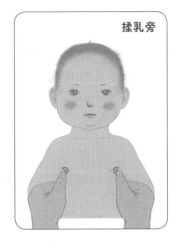

揉乳旁

乳旁位置： 乳头外侧旁开 0.2 寸。

操作： 用两手四指扶住宝宝两胁，以两拇指分别置于双侧乳旁穴上揉之。

次数： 50~100 次。

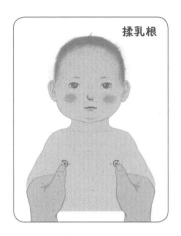

乳根位置：乳头之下，平第5肋间。

操作：用两手拇指或中指指腹揉之。

次数：50~100次。

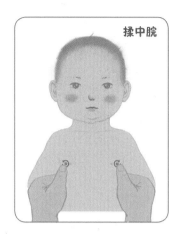

中脘位置：位于前正中线上，当脐上4寸。

操作：用食、中指指腹或掌根按揉之。

次数：100~300次。

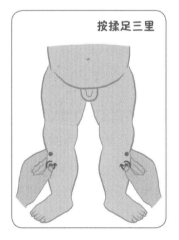

足三里位置：在小腿，当外膝眼下3寸，距胫骨前缘一横指。

操作：以拇指指腹按揉之。

次数：30~50次。

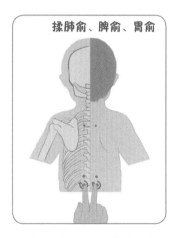

肺俞、脾俞、胃俞位置：依次位于第3、11、12胸椎棘突下，前正中线旁开1.5寸。

操作：用两拇指或食、中指指腹揉之。

次数：各50~100次。

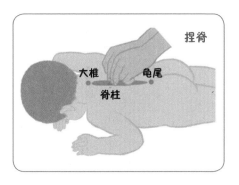

脊柱位置：在背部，大椎至龟尾呈一直线。

操作：双手拇指与食、中二指相对，自下而上做捏法。

次数：3~7 次。

小贴士

久咳体虚喘促，可加补肾经；阴虚明显，伴盗汗颧红，五心烦热，烦躁口渴时，可加揉二马、肾顶、内劳宫、涌泉等；痰吐不利时，可加揉大突、丰隆等。

十六、夜啼

夜啼是指宝宝白天能安静入睡，入夜则啼哭不安，或时哭时止，或每夜定时啼哭，甚至通宵达旦的症状表现。本病多见于 6 个月以内的宝宝，持续时间少则几天，长则数月，严重影响宝宝及家人，甚至邻居的正常生活。中医认为，脾脏虚寒、心经积热、惊骇恐惧及乳食积滞是导致夜啼最常见的原因。

小贴士

"哭"是宝宝表达情感与需求的方式，当感受到饥饿、寒冷、闷热、疼痛等异常感觉时，宝宝都会用哭来呼唤爸爸妈妈以寻求帮助。适度的啼哭能运动全身的肌肉，促进肺脏和呼吸肌的发育，增大肺活量，是有利于宝宝身体健康的。但是，爸爸妈妈们要注意调整宝宝的睡眠节律，使其尽量白天活动、哭闹，晚上充分休息，不做日夜颠倒的"夜哭郎"。另外，爸爸妈妈们要注意观察宝宝夜啼是不是由疾病导致的，如肠套叠、急性阑尾炎、肠痉挛等导致的腹痛；发热、脑膜炎等导致的头痛；外耳道疖肿导致的耳痛等。遇到这些情况，要及时去医院就诊。

1 脾脏虚寒

宝宝平素身体虚弱，脾常不足，因脾为阴中之阴，夜晚阴盛，两阴相遇，又恰逢养护不周，就会使寒邪内侵，脾寒乃生，寒凝气滞，腹痛啼哭。

病症表现：睡喜伏卧，蜷缩而啼，哭声无力，四肢不温，食少便溏，面色青白，唇舌淡白，苔薄白，脉沉细，指纹青。

调理原则：温中健脾，散寒通阳。

按摩方法：补脾经、捣揉小天心、揉外劳宫、掐五指节、推三关、摩腹、揉中脘等。

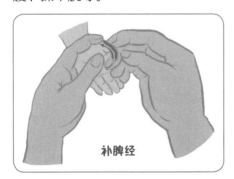

补脾经

脾经位置：在拇指桡侧缘，自指尖到指根呈一直线。

操作：用左手握住宝宝左手，同时以拇、食二指捏住宝宝拇指，使之微屈，用右手拇指自指尖推向指根。

次数：100~500 次。

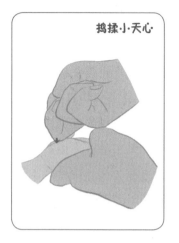

捣揉·小·天·心

小天心位置：在掌根，大、小鱼际交界处凹陷中。

操作：用中指指尖或屈曲的指间关节捣并揉之。

次数：捣10~20次，揉100~300次。

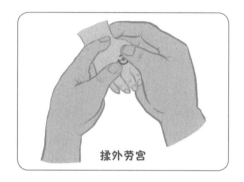

揉外劳宫

外劳宫位置：在手背，与内劳宫相对处。

操作：用拇指或中指端揉之。

次数：100~300次。

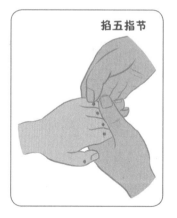

掐五指节

五指节位置：在掌背，当第1至第5指第1指间关节横纹处。

操作：用拇指指甲掐之。

次数：3~5次。

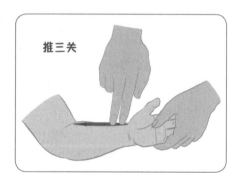

推三关

三关位置：在前臂桡侧，腕横纹至肘横纹呈一直线。

操作：食、中二指并拢，自腕横纹起直推至肘横纹处。

次数：100~500次。

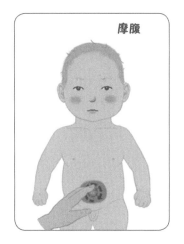

摩腹

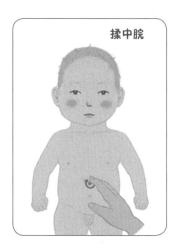

揉中脘

腹位置: 在腹部。

操作: 宝宝仰卧,用手掌掌面或四指摩之。

时间: 约5分钟。

中脘位置: 位于前正中线上,当脐上4寸。

操作: 用食、中指指腹或掌根按揉之。

次数: 100~300次。

2 心经积热

哺乳期的妈妈恣食辛辣肥甘或煎炸烧烤,或服用热性药物,使热郁火扰,积热上炎,而心火本就属阳,在阴盛之夜晚,心阳衰弱,无力与上炎之积热抗争,正不胜邪,则邪热扰心而发夜啼。

病症表现: 宝宝仰卧而哭,声高有力,见灯光后啼哭更甚,面赤唇红,常有眼屎,手足心热,烦躁不安,大便秘结,小便短赤,舌尖红,苔白,脉数而有力,指纹青紫。

调理原则: 清心泻火,镇静安神。

按摩方法: 清心经、清小肠、捣揉小天心、揉总筋、揉外劳宫、掐揉五指节、清天河水等。

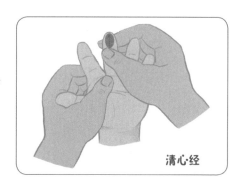

心经位置： 手中指末节螺纹面。

操作： 用拇指指腹自中指掌面末节横纹向指尖平推。

次数： 100~500 次。

清心经

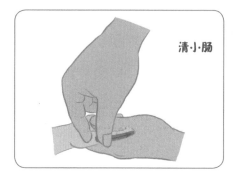

清小肠

小肠位置： 在小指尺侧缘，自指尖至指根呈一直线。

操作： 用拇指指腹自指根向指尖平推。

次数： 100~500 次。

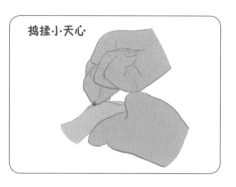

捣揉小天心

小天心位置： 在掌根，大、小鱼际交界处凹陷中。

操作： 用中指指尖或屈曲的指间关节捣并揉之。

次数： 捣 10~20 次，揉 100~300 次。

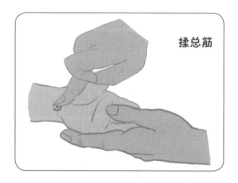

揉总筋

总筋位置： 在腕横纹中点处。

操作： 用拇指或中指指端揉之。

次数： 100~300 次。

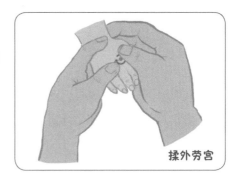

揉外劳宫

外劳宫位置：在手背，与内劳宫相对处。

操作：用拇指或中指端揉之。

次数：100~300 次。

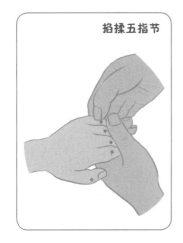

掐揉五指节

五指节位置：在掌背，当第 1 至第 5 指第 1 指间关节横纹处。

操作：用拇指指甲掐之，称"掐五指节"；用拇、食指揉搓，称"揉五指节"。

次数：掐 3~5 次，揉搓 30~50 次。

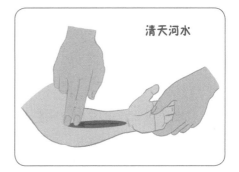

清天河水

天河水位置：在前臂内侧正中，自腕横纹到肘横纹呈一直线。

操作：用食、中二指指腹，自腕横纹起，向上平推至肘横纹。

次数：100~500 次。

3 惊骇恐惧

宝宝神气怯弱，如目触异物，耳闻异响，则容易被惊吓，致心神不宁，睡不安稳。

病症表现：宝宝睡眠中突然惊惕不安，或梦中哭醒，或惊啼不寐，紧偎母怀，作恐惧状，面色乍青乍白，哭声时高时低，舌多正常，脉数，指纹色紫。

调理原则：补气养心，定惊安神。

按摩方法：清肝经、补肾经、捣揉小天心、掐揉五指节、推攒竹等。

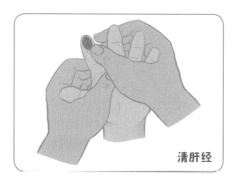

肝经位置：在食指末节螺纹面。

操作：用左手握住宝宝左手，使其手指向上，手掌向外，然后用右手拇指指腹自食指末节横纹起推向指尖。

次数：100~500次。

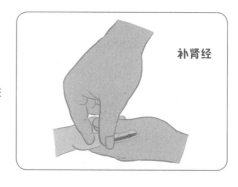

肾经位置：在小指掌面稍偏尺侧，自小指尖至指根呈一直线。

操作：用拇指指腹自指根向小指尖平推。

次数：100~500次。

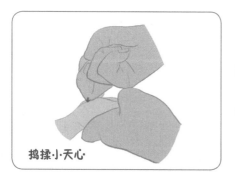

小天心位置：在掌根，大、小鱼际交界处凹陷中。

操作：用中指指尖或屈曲的指间关节捣并揉之。

次数：捣10~20次，揉100~300次。

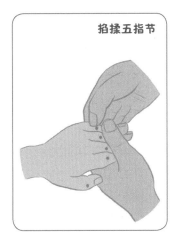
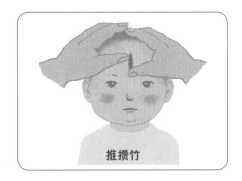

五指节位置：在掌背，当第1至第5指第1指间关节横纹处。

操作：用拇指指甲掐之，称"掐五指节"；用拇、食指揉搓，称"揉五指节"。

次数：掐3~5次，揉搓30~50次。

攒竹位置：两眉中间至前发际呈一直线。

操作：用两拇指指腹自眉心向前发际交替直推，称为"开天门"，或"推攒竹"。

次数：30~50次。

 小贴士

爸爸妈妈们要给宝宝创造一个舒适的睡眠环境：室内温度18~25℃，空气流通，但无凉风直吹；根据室温选择厚度合适的衣服，以宽松柔软为佳；宝宝将睡未睡之时，大人不要频繁走动，制造噪音；睡前不要让宝宝过于兴奋；宝宝的被子也要根据室温及时更换。

❹ 乳食积滞

宝宝乳食不节，内伤脾胃，则脾胃运化失司，乳食积滞，入夜喜哭。

病症表现：宝宝喜俯卧，夜间阵发啼哭，伴脘腹胀满，呕吐酸馊乳块，大便酸臭，舌苔厚腻，脉滑数，指纹紫。

　　调理原则： 健脾和胃，消食导滞。

　　按摩方法： 清补脾经、清大肠、揉中脘、揉天枢、摩腹、揉脐、推下七节骨等。

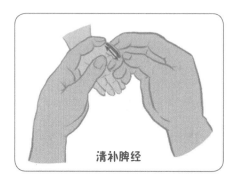

清补脾经

　　脾经位置： 在拇指桡侧缘，自指尖到指根呈一直线。

　　操作： 用左手握住宝宝左手，同时以拇、食二指捏住宝宝拇指，用右手拇指自指尖至指根来回推之。

　　次数： 100~500次。

　　大肠位置： 在食指桡侧缘，由指尖至指根呈一直线。

　　操作： 用拇指指腹，自指根直推至指尖。

　　次数： 100~500次。

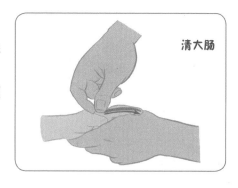

清大肠

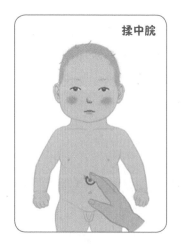

揉中脘

　　中脘位置： 位于前正中线上，当脐上4寸。

　　操作： 用食、中指指腹或掌根按揉之。

　　次数： 100~300次。

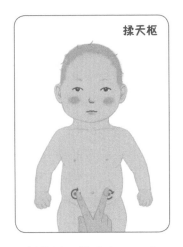

揉天枢

天枢位置：肚脐旁开2寸。

操作：用食、中二指指腹按揉之。

次数：100~300次。

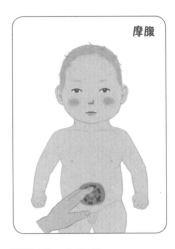

摩腹

腹位置：在腹部。

操作：宝宝仰卧，用手掌掌面或四指摩之。

时间：约5分钟。

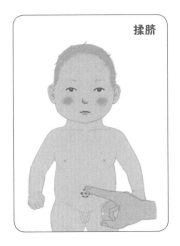

揉脐

脐位置：位于肚脐。

操作：用指腹或掌根揉之。

次数：100~300次。

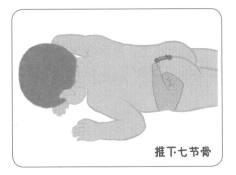

推下七节骨

七节骨位置：第4腰椎至尾骨端呈一直线。

操作：用拇指桡侧面或食、中指指腹自上而下推之。

次数：100~300次。

小贴士

中医讲"胃不和则卧不安"，如果脾胃总是在忙活着消化食物，就会使全身各脏器不能充分平静，就会导致睡眠不安稳。举个简单的例子，如果一个人平常作息规律，每晚十点睡觉，但是有一天，有人在九点半的时候请他去吃了一顿丰盛的夜宵，那么，十点钟的时候，这人是肯定不可能入睡了，要么他会去运动，消耗这顿加餐；要么他会在床上辗转反侧，觉得胃中始终饱胀不适。这就是我们反复强调的"若要小儿安，常带三分饥与寒"！科学喂养不但对宝宝消化系统有益，对身体其它部位的健康发育也有用处。

十七、汗证

汗证是指宝宝在安静状态下，正常环境中，全身或局部出汗过多，甚则大汗淋漓的一种病证。其中，不分寤寐，无故汗出，称为自汗；睡中出汗，醒时汗止，称为盗汗。哺乳期的宝宝常自汗、盗汗并见。汗证主要可分为肺卫不固、阴虚火旺、心脾积热3个证型。

小贴士

宝宝汗证在西医多属植物神经功能紊乱，但佝偻病、结核病、风湿病，及反复发作的呼吸道感染等，也常常见到多汗，需注意治疗原发病。如宝宝出汗过多而未能及时擦干，容易着凉，导致呼吸系统疾病，因此出汗后要及时擦干皮肤并更换干爽的衣物，注意及时补充水分。

1 肺卫不固

宝宝脏腑娇嫩，元气未充，腠理不密，肺脾气虚，因肺主皮毛，脾主肌肉，肺脾气虚则表虚不固，汗出不止。

病症表现：自汗为主，或伴盗汗，以头、肩、上背部汗出明显，动则尤甚，神疲乏力，面色少华，平素易患感冒，舌质淡，苔薄白，脉细弱。

调理原则：益气固表，敛阴止汗。

按摩方法：补脾经、补肺经、分手阴阳、揉肾顶、运太阳、拿风池等。

脾经位置：在拇指桡侧缘，自指尖到指根呈一直线。

操作：用左手握住宝宝左手，同时以拇、食二指捏住宝宝拇指，使之微屈，用右手拇指自指尖推向指根。

次数：100~500 次。

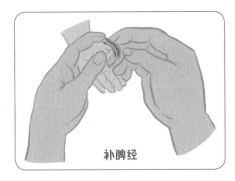

补脾经

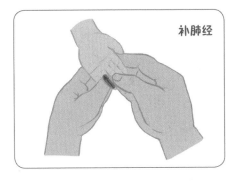

补肺经

肺经位置：在无名指末节螺纹面。

操作：用拇指指腹自无名指掌面末节指尖向横纹平推。

次数：100~500 次。

大横纹位置：仰掌，在掌后横纹处。

操作：用两拇指自总筋向两旁分推，称"分推大横纹"，又称"分手阴阳"。

次数：30~50 次。

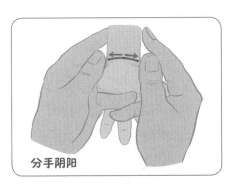

分手阴阳

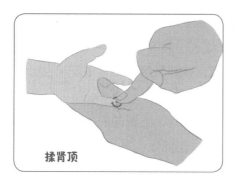

揉肾顶

肾顶位置：在小指顶端。

操作：用拇指或中指指腹按揉之。

次数：100~500 次。

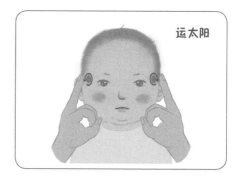

运太阳

太阳位置：在眉后凹陷处。

操作：用拇指或中指指腹按揉之。

次数：30~50 次。

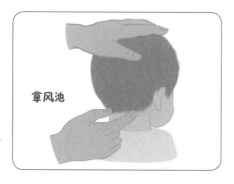

拿风池

风池位置：后发际两侧凹陷处，当胸锁乳突肌与斜方肌起始部之间的凹陷处。

操作：用拇、食指拿之。

次数：5~10 次。

❷ 阴虚火旺

宝宝血气嫩弱，大病久病之后，气血更亏；或宝宝本就先天不足；或后天养护不当，使气阴亏损，气虚则不能敛阴，阴亏则虚火内炽，迫津外泄，而成汗证。

病症表现：盗汗为主，也可伴自汗，形体消瘦，精神不振，心烦少寐，寐后汗多，或伴低热、口干、手足心热，哭声无力，口唇淡红，舌质淡，苔少或见花剥苔，脉细弱或细数。

调理原则：养阴清热，益气固表。

按摩方法：补脾经、补肾经、运内八卦、捣揉小天心、揉二马、揉涌泉、捏脊等。

脾经位置：在拇指桡侧缘，自指尖到指根呈一直线。

操作：用左手握住宝宝左手，同时以拇、食二指捏住宝宝拇指，使之微屈，用右手拇指自指尖推向指根。

次数：100~500 次。

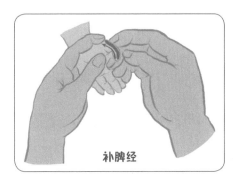

补脾经

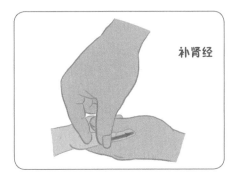

补肾经

肾经位置：在小指掌面稍偏尺侧，自小指尖至指根呈一直线。

操作：用拇指指腹自指根向小指尖平推。

次数：100~500 次。

内八卦位置：在手掌面，以掌心（内劳宫穴）为圆心，以圆心到中指根横纹距离的2/3为半径，画一圆圈，八卦即在此圈上。

操作：用拇指指腹自乾向坎运至兑为一遍，在运至离时需轻轻而过。

次数：100~500 次。

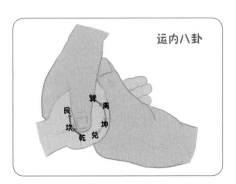

运内八卦

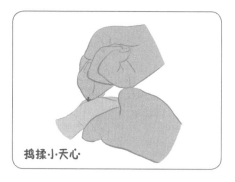

捣揉·小·天心

小天心位置： 在掌根，大、小鱼际交界处凹陷中。

操作： 用中指指尖或屈曲的指间关节捣并揉之。

次数： 捣10~20次，揉100~300次。

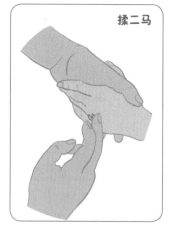

揉二马

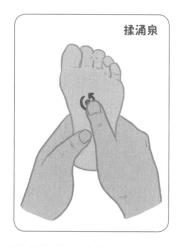

揉涌泉

二马位置： 在手背，当无名指及小指掌指关节后凹陷中。

操作： 用拇指或中指揉之。

次数： 100~500次。

涌泉位置： 屈趾，足心前正中凹陷中。

操作： 用拇指或中指指腹揉之。

次数： 50~100次。

脊柱位置： 在背部，大椎至龟尾呈一直线。

操作： 双手拇指与食、中二指相对，自下而上做捏法。

次数： 3~7次。

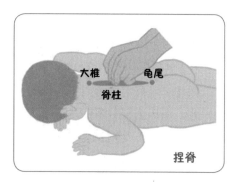

大椎　龟尾
脊柱
捏脊

3 心脾积热

宝宝脾常不足，若哺乳期的妈妈恣食肥甘厚腻，或宝宝进食奶量过大，就会导致积滞内生，郁而化热，甘能助湿，肥可生热，湿热蕴阻脾胃，外泄肌表而致汗出。

病症表现： 自汗或盗汗，出汗以头部或四肢为多，汗渍色黄，口气臭秽，口渴不欲饮，烦躁，睡眠不安，大便干燥，小便黄少，舌红苔黄腻，脉滑数。

调理原则： 清热泻火，生津止汗。

按摩方法： 清补脾经、清心经、清大肠、清小肠、揉板门、退六腑、推下七节骨、推脊等。

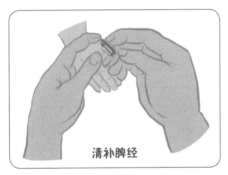

清补脾经

脾经位置： 在拇指桡侧缘，自指尖到指根呈一直线。

操作： 用左手握住宝宝左手，同时以拇、食二指捏住宝宝拇指，用右手拇指自指尖至指根来回推之。

次数： 100~500 次。

心经位置： 手中指末节螺纹面。

操作： 用拇指指腹自中指掌面末节横纹向指尖平推。

次数： 100~500 次。

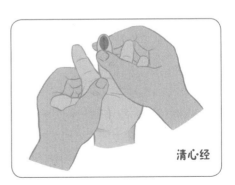

清心经

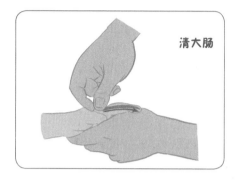

大肠位置：在食指桡侧缘，由指尖至指根呈一直线。

操作：用拇指指腹，自指根直推至指尖。

次数：100~500 次。

小肠位置：在小指尺侧缘，自指尖至指根呈一直线。

操作：用拇指指腹自指根向指尖平推。

次数：100~500 次。

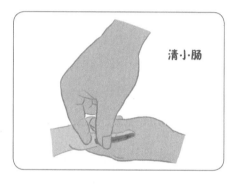

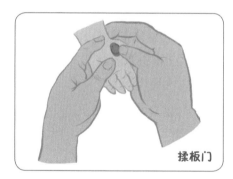

板门位置：在手掌大鱼际平面。

操作：用左手托住宝宝左手，用右手拇指或食指在大鱼际平面的中点处做揉法。

次数：100~300 次。

六腑位置：在前臂尺侧，自肘关节至掌根呈一直线。

操作：用食、中二指指腹，自肘关节平推至掌根。

次数：100~500 次。

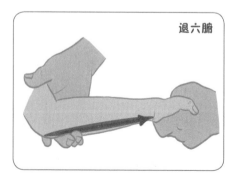

七节骨位置：第4腰椎至尾骨端呈一直线。

操作：用拇指桡侧面或食、中指指腹自上而下推之。

次数：100~300 次。

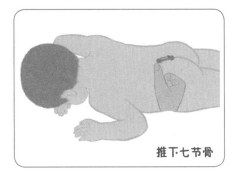

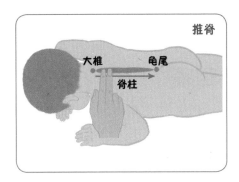

脊柱位置：在背部，大椎至龟尾呈一直线。

操作：用食、中指指腹自上而下直推。

次数：100~300 次。

 小贴士

若在天气炎热、穿衣过厚、喂奶过急、活动剧烈或大声啼哭后，宝宝出汗多，但不伴有其他身体不适，则不属于病态。对于容易出汗的宝宝，要多进行户外活动，多晒太阳，以增强身体素质。由缺钙导致的自汗、盗汗，要适当补充钙质和维生素 D 等。哺乳期的妈妈要注意合理饮食，避免摄入过多辛辣、煎炸、烧烤食物及肥甘厚味，以免造成宝宝的脾胃负担。

小贴士

怎么知道宝宝穿着是不是厚薄合适呢？一般来讲，触摸宝宝颈部或手脚，如感觉温暖，就说明宝宝穿戴已足够。若上述部位过于暖热，或后背摸起来湿漉漉的，就说明宝宝穿得太多了。有一个非常简单的穿衣原则，就是在保证肚脐和脚心不受凉的情况下，宝宝永远比爸爸妈妈少穿一件衣服。

十八、鹅口疮

鹅口疮表现为宝宝口腔、舌上满布白屑，似奶块，不易擦去，擦去白膜后可见下方不出血的红色创面，因其状如鹅口而得名，又因其色白如雪，故又称"雪口"。本病在婴儿期多见，尤其是早产或久病泻痢、身体羸弱的宝宝更加常见。西医认为，本病是由白色念珠菌感染引起，若宝宝在出生时接触到了妈妈带有霉菌的分泌物，或宝宝奶嘴等用品消毒不彻底，或过量使用抗生素等，均有可能引起鹅口疮。根据本病的发生原因，可分为心脾积热和虚火上浮2个证型。

❶ 心脾积热

妈妈怀孕期间喜食辛辣烧烤之物，使胎热内蕴，或宝宝出生后口腔清洁不彻底，使秽毒侵袭，皆可致心脾积热，邪热循脾经上炎舌窍，发为本病。

病症表现：口腔、舌面满布白屑，面赤唇红，烦躁啼哭，叫扰不宁，口干口渴，大便秘结，小便短赤，舌红苔黄，脉滑数，指纹紫红。

调理原则：清心泻脾，解毒疗疮。

按摩方法：清补脾经、清心经、揉板门、揉小天心、掐揉小横纹、掐揉四横纹、揉总筋、退六腑、清天河水、摩腹（泻）、推下七节骨等。

脾经位置：在拇指桡侧缘，自指尖到指根呈一直线。

操作：用左手握住宝宝左手，同时以拇、食二指捏住宝宝拇指，用右手拇指自指尖至指根来回推之。

次数：100~500 次。

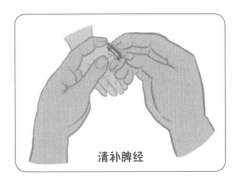

清补脾经

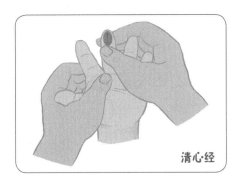

清心经

心经位置：手中指末节螺纹面。

操作：用拇指指腹自中指掌面末节横纹向指尖平推。

次数：100~500 次。

板门位置：在手掌大鱼际平面。

操作：用左手托住宝宝左手，用右手拇指或食指在大鱼际平面的中点处做揉法。

次数：100~300 次。

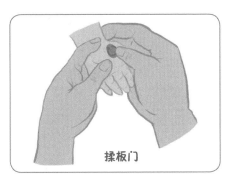

揉板门

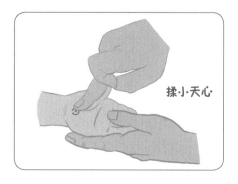

揉·小·天心

小天心位置：在掌根，大、小鱼际交界处凹陷中。

操作：用拇指或中指端揉之。

次数：100~300 次。

小横纹位置：在手掌面，第 2 至第 5 掌指关节横纹处。

操作：宝宝四指并拢，操作者用拇指指甲依次掐各穴，继以揉之。

次数：3~5 次。

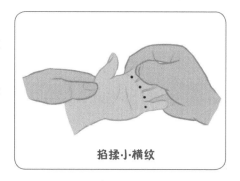

掐揉·小·横纹

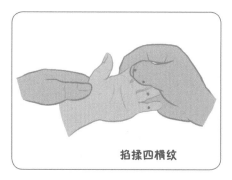

掐揉四横纹

四横纹位置：在手掌面，第 2 至第 5 指第 1 指间关节横纹处。

操作：以拇指指甲依次掐之，继以揉之。

次数：3~5 次。

揉总筋

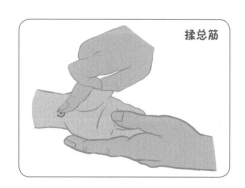

总筋位置：在腕横纹中点处。

操作：用拇指或中指指端揉之。

次数：100~300 次。

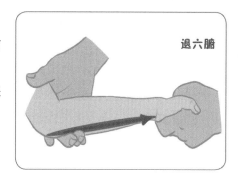
退六腑

六腑位置：在前臂尺侧，自肘关节至掌根呈一直线。

操作：用食、中二指指腹，自肘关节平推至掌根。

次数：100~500 次。

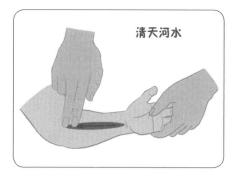
清天河水

天河水位置：在前臂内侧正中，自腕横纹到肘横纹呈一直线。

操作：用食、中二指指腹，自腕横纹起，向上平推至肘横纹。

次数：100~500 次。

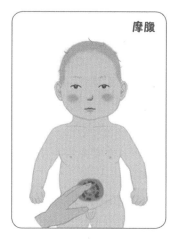
摩腹

腹位置：在腹部。

操作：宝宝仰卧，用手掌掌面或四指摩之。

时间：约 5 分钟。

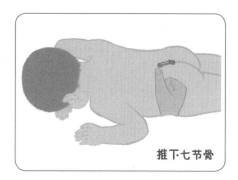
推下七节骨

七节骨位置：第四腰椎至尾骨端呈一直线。

操作：用拇指桡侧面或食、中指指腹自上而下推之。

次数：100~300 次。

2 虚火上炎

宝宝先天禀赋不足，或出生后喂养调护不当，或久病泻痢致肾阴亏虚，水不制火，虚阳浮越，感染热毒而发病。

病症表现： 口腔、舌面白屑稀疏，周围红晕不著，形体怯弱，神气困乏，面白颧红，潮热盗汗，口干不渴，大便稀溏，舌嫩少苔，脉细数，指纹淡红。

调理原则： 滋阴补肾，引火归原。

按摩方法： 补肾经、揉肾纹、水底捞明月、掐揉小横纹、揉二马、清天河水、揉涌泉等。

肾经位置： 在小指掌面稍偏尺侧，自小指尖至指根呈一直线。

操作： 用拇指指腹自指根向小指尖平推。

次数： 100~500 次。

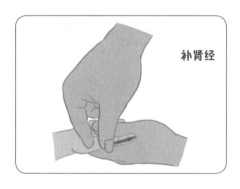

补肾经

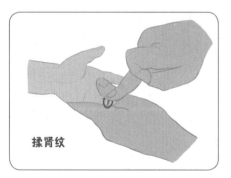

揉肾纹

肾纹位置： 在手掌面，小指第 2 指间关节横纹处。

操作： 用拇指或中指端按揉之。

次数： 100~500 次。

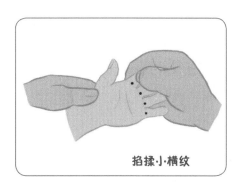

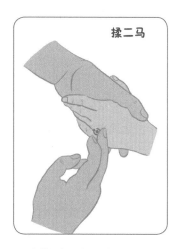

小横纹位置：在手掌面，第 2 至第 5 掌指关节横纹处。

操作：宝宝四指并拢，操作者用拇指指甲依次掐各穴，继以揉之。

次数：3~5 次。

二马位置：在手背，当无名指及小指掌指关节后凹陷中。

操作：用拇指或中指揉之。

次数：100~500 次。

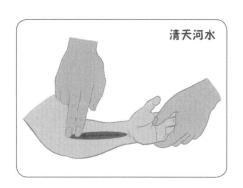

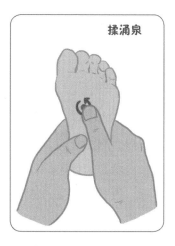

天河水位置：在前臂内侧正中，自腕横纹到肘横纹呈一直线。

操作：用食、中二指指腹，自腕横纹起，向上平推至肘横纹。

次数：100~500 次。

涌泉位置：屈趾，足心前正中凹陷中。

操作：用拇指或中指指腹揉之。

次数：50~100 次。

小贴士

　　要注意对宝宝使用的物品进行严格消毒，且宝宝的用物要与爸爸妈妈们的分开，避免交叉感染。要合理饮食，加强营养。哺乳期的妈妈要尽量避免食用辛辣刺激性的食物，要注意补充维生素 C。要限制抗生素的使用，没有医嘱，不得滥用，以免加重病情。

十九、流涎症

　　流涎症是指宝宝唾液过多而引起口涎外流的一种常见症状。西医学认为流涎症由宝宝口腔、咽喉部位黏膜炎症引起。中医认为，早期采用按摩调理，效果较好。根据流涎症发生的原因，本病可分脾胃湿热和脾气虚弱 2 个证型。

1 脾胃湿热

　　哺乳期的妈妈们嗜食辛辣燥热之物，使宝宝间接摄入过多肥甘厚味，致脾胃湿热，熏蒸于口，使口涎外流。

　　病症表现：流涎黏稠，口气臭秽，食欲不振，腹胀，大便秘结且热臭，小便黄赤，舌红苔黄腻，脉滑数，指纹紫滞。

　　调理原则：清脾利湿，通调腑气。

　　按摩方法：清脾经、清胃经、清大肠、清小肠、掐揉小横纹、掐揉四横纹、揉总筋、摩腹（泻）等。

脾经位置： 在拇指桡侧缘，自指尖到指根呈一直线。

操作： 用左手握住宝宝左手，将宝宝拇指伸直，从指根推向指尖。

次数： 100~500 次。

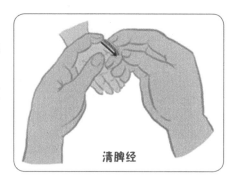

清脾经

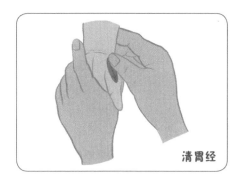

清胃经

胃经位置： 在大鱼际桡侧，赤白肉际处。

操作： 用拇指或食指指腹自掌根推向拇指根。

次数： 100~500 次。

大肠位置： 在食指桡侧缘，由指尖至指根呈一直线。

操作： 用拇指指腹，自指根直推至指尖。

次数： 100~500 次。

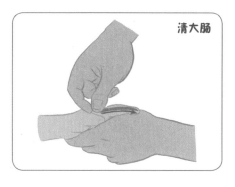

清大肠

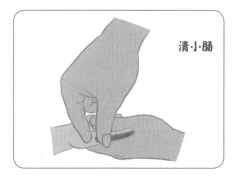

清小肠

小肠位置： 在小指尺侧缘，自指尖至指根呈一直线。

操作： 用拇指指腹自指根向指尖平推。

次数： 100~500 次。

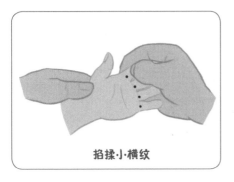

掐揉小横纹

小横纹位置： 在手掌面，第 2 至第 5 掌指关节横纹处。

操作： 宝宝四指并拢，操作者用拇指指甲依次掐各穴，继以揉之。

次数： 3~5 次。

四横纹位置： 在手掌面，第 2 至第 5 指第 1 指间关节横纹处。

操作： 以拇指指甲依次掐之，继以揉之。

次数： 3~5 次。

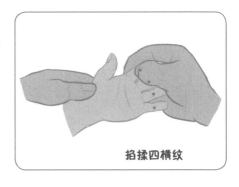

掐揉四横纹

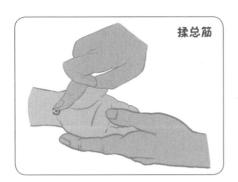

揉总筋

总筋位置： 在腕横纹中点处。

操作： 用拇指或中指指端揉之。

次数： 100~300 次。

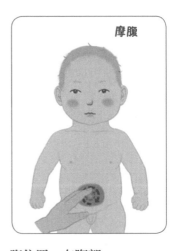

摩腹

腹位置： 在腹部。

操作： 宝宝仰卧，用手掌掌面或四指摩之。

时间： 约 5 分钟。

2 脾气虚弱

宝宝先天不足，或后天养护不当，致脾气虚弱，固摄失职，不能使口涎留存口中，反而外流口外，故发病。

病症表现： 流涎清晰，口淡无味，面色萎黄，懒言乏力，肌肉瘦削，不思饮食，大便稀薄，舌质淡红，苔薄白，脉虚弱，指纹淡红。

调理原则： 益气健脾，固摄升提。

按摩方法： 补脾经、补肺经、运内八卦、揉外劳宫、推三关、摩腹（补）、揉足三里、揉百会、捏脊等。

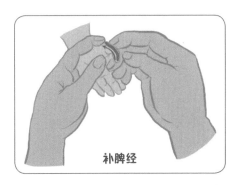

补脾经

脾经位置： 在拇指桡侧缘，自指尖到指根呈一直线。

操作： 用左手握住宝宝左手，同时以拇、食二指捏住宝宝拇指，使之微屈，用右手拇指自指尖推向指根。

次数： 100~500 次。

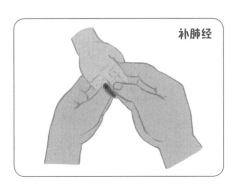

补肺经

肺经位置： 在无名指末节螺纹面。

操作： 用拇指指腹自无名指掌面末节指尖向横纹平推。

次数： 100~500 次。

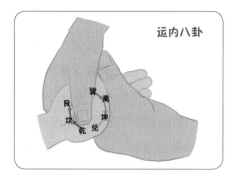

内八卦位置：在手掌面，以掌心（内劳宫穴）为圆心，以圆心到中指根横纹距离的2/3为半径，画一圆圈，八卦即在此圈上。

操作：用拇指指腹自乾向坎运至兑为一遍，在运至离时需轻轻而过。

次数：100~500次。

外劳宫位置：在手背，与内劳宫相对处。

操作：用拇指或中指端揉之。

次数：100~300次。

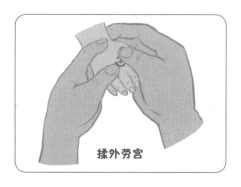

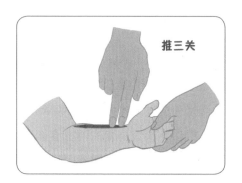

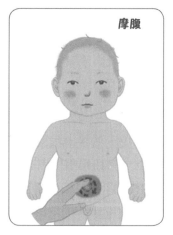

三关位置：在前臂桡侧，腕横纹至肘横纹呈一直线。

操作：食、中二指并拢，自腕横纹起直推至肘横纹处。

次数：100~500次。

腹位置：在腹部。

操作：宝宝仰卧，用手掌掌面或四指摩之。

时间：约5分钟。

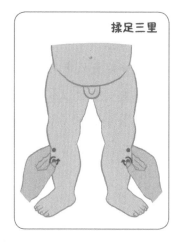

揉足三里

足三里位置： 在小腿，当外膝眼下 3 寸，距胫骨前缘一横指。

操作： 以拇指指腹揉之。

次数： 30~50 次。

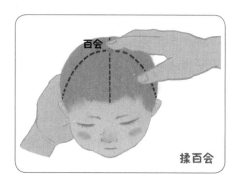

百会

揉百会

百会位置： 在头顶，前、后发际正中连线，与两耳尖连线交会处（当前发际正中之上 5 寸）。

操作： 一手扶住宝宝头部，另一手用拇指指腹按揉该穴。

次数： 100~200 次。

脊柱位置： 在背部，大椎至龟尾呈一直线。

操作： 双手拇指与食、中二指相对，自下而上做捏法。

次数： 3~7 次。

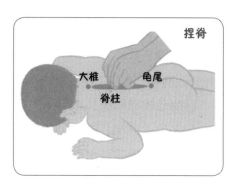

捏脊

大椎　　龟尾

脊柱

小贴士

大人们常常喜欢逗弄宝宝，但不要用手频繁戳捏宝宝腮部，以免过度刺激腮部腺体，诱发或加重流涎。对于流涎的宝宝，要注意保持衣领、前胸等部位的衣物干燥，避免皮肤被湿衣服长时间浸泡，形成湿疹。另外，出牙期的宝宝也经常会出现流涎症状，妈妈可以用手指缠绕柔软纱布或指套轻轻按摩宝宝牙龈，以缓解长牙带来的不适感。妈妈们还可以当着宝宝的面做夸张的吞咽动作，教宝宝学会吞咽口水。

 小贴士

还有一种宝宝容易出现流涎症状，那就是脑瘫的宝宝。但是脑瘫的宝宝除了流涎外，还会见到咀嚼及吞咽功能障碍、言语障碍等症状，在脑瘫的调理部分我们还会详细介绍。

二十、麻疹

麻疹是指由麻疹病毒引起的急性发疹性传染病，其传染性极强，临床特征为发热、流涕、咳嗽、眼结合膜炎，出现特殊的科氏斑（又称麻疹黏膜斑）和广泛的皮肤斑丘疹等。麻疹多在冬春季节流行，好发于6个月以上的宝宝，病愈后一般终身不再感染。但也有宝宝康复过程不顺利，出现严重并发症。按照发病过程，本病可分疹前期、出疹期和恢复期，各期调理原则与方法各有不同。

小贴士

　　麻疹的常见并发症有中耳炎、喉-气管炎、肺炎等，而麻疹脑炎、亚急性硬化性全脑炎等严重并发症，目前尚无特效药物治疗。我国自 1965 年起普种麻疹减毒活疫苗，其后本病发病率显著下降。

　　小贴士

　　麻、痘、惊、疳为儿科四大证。

1 疹前期

　　宝宝外感麻疹时邪病毒，时邪由口鼻而入，侵犯肺胃，因肺主皮毛，脾主肌肉，故疹子隐隐于皮肤之下，累累于肌肉之间。

　　病症表现：发热，恶风，鼻塞，流涕，咳嗽，目赤羞明，眼泪汪汪，咽喉红肿，精神不振，纳食减少，2~3 天后在口腔两颊近臼齿处可见麻疹黏膜斑，周围红晕可累及整个颊黏膜，舌边尖红，苔薄黄，脉浮数，指纹淡紫。

　　调理原则：解肌透表，宣肺疏风。

　　按摩方法：四大手法、清肺经、推三关、揉风门、揉肺俞等。

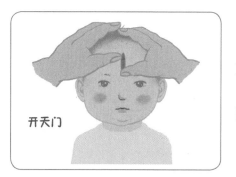

开天门

　　天门位置：两眉中间至前发际呈一直线。

　　操作：用两拇指指腹自眉心向前发际交替直推。

　　次数：30~50 次。

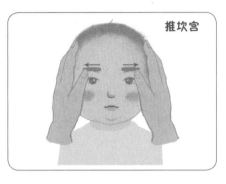

坎宫位置：自眉头起，沿眉至眉梢呈一横线。

操作：先用两拇指指腹分别轻按鱼腰穴，再自眉头起向眉梢做分推动作。

次数：30~50 次。

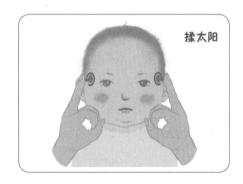

太阳位置：在眉后凹陷处。

操作：用拇指或中指指腹按揉之。

次数：30~50 次。

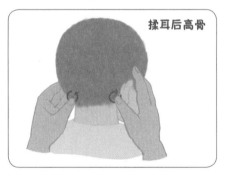

耳后高骨位置：耳后入发际，乳突后缘高骨下凹陷中。

操作：用两拇指或中指指腹揉之。

次数：30~50 次。

肺经位置：在无名指末节螺纹面。

操作：用拇指指腹自无名指掌面末节横纹向指尖平推。

次数：100~500 次。

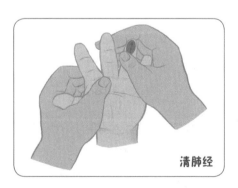

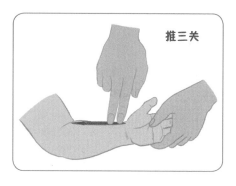

三关位置：在前臂桡侧，腕横纹至肘横纹呈一直线。

操作：食、中二指并拢，自腕横纹起直推至肘横纹处。

次数：100~500 次。

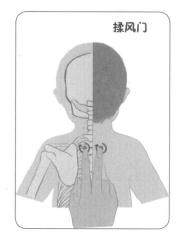

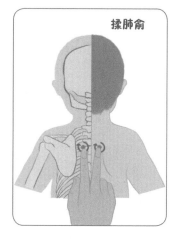

风门位置：在第 2 胸椎棘突下，前正中线旁开 1.5 寸。

操作：用食、中指指腹揉之。

次数：30~50 次。

肺俞位置：在第 3 胸椎棘突下，前正中线旁开 1.5 寸。

操作：用两拇指或食、中指指腹揉之。

次数：50~100 次。

2 出疹期

邪毒未解，侵犯肺胃。

病症表现：发热 3~4 天后，于耳后、发际、面部、颈项、躯干、四肢及手足心顺序出现红色斑丘疹，稍见隆起，扪之碍手，状如麻粒，稠密，紫红，伴壮热烦躁，咽红肿痛，目赤眵多，咳嗽加重，纳差，口渴欲饮，大便秘结，小便短赤，舌红绛，苔黄腻，脉洪数，指纹紫。

调理原则：清泻肺胃，透疹达邪。

按摩方法：清肺经、清胃经、捣揉小天心、掐揉二扇门、揉一窝风、清天河水、揉肺俞、捏脊等。

肺经位置：在无名指末节螺纹面。

操作：用拇指指腹自无名指掌面末节横纹向指尖平推。

次数：100~500次。

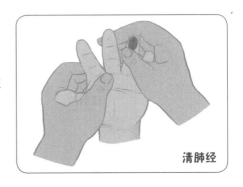

清肺经

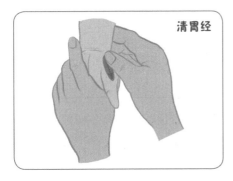

清胃经

胃经位置：在大鱼际桡侧，赤白肉际处。

操作：用拇指或食指指腹自掌根推向拇指根。

次数：100~500次。

小天心位置：在掌根，大、小鱼际交界处凹陷中。

操作：用中指指尖或屈曲的指间关节捣并揉之。

次数：捣10~20次，揉100~300次。

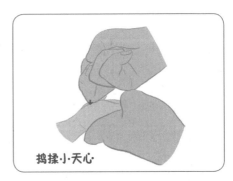

捣揉·小·天·心

二扇门位置：在手背，中指本节两旁陷中。

操作：用两拇指指甲掐之，继以揉之。

次数：掐3~5次，揉100~500次。

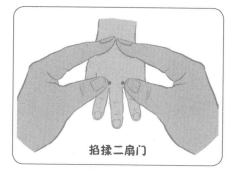

掐揉二扇门

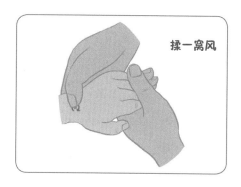

揉一窝风

一窝风位置：在手背，当腕横纹中央凹陷处。

操作：用拇指或中指端揉之。

次数：100~300次。

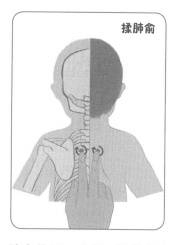

揉肺俞

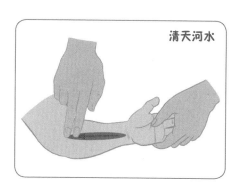

清天河水

天河水位置：在前臂内侧正中，自腕横纹到肘横纹呈一直线。

操作：用食、中二指指腹，自腕横纹起，向上平推至肘横纹。

次数：100~500次。

肺俞位置：在第3胸椎棘突下，前正中线旁开1.5寸。

操作：用两拇指或食、中指指腹揉之。

次数：50~100次。

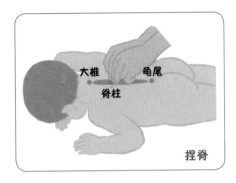

捏脊

脊柱位置：在背部，大椎至龟尾呈一直线。

操作：双手拇指与食、中二指相对，自下而上做捏法，称"捏脊"。

次数：3~7次。

3 恢复期

病久体虚，气阴耗伤。

病症表现：出疹后3~4天，皮疹按照出疹顺序开始消退，先出先回，后出后回，皮肤可见糠麸样脱屑及色素沉着，发热减退，神宁疲倦，纳食增加，口干少饮，咳嗽减轻，声音嘶哑，大便干少，舌红少津，苔薄，脉细数，指纹淡紫。

调理原则：养阴补虚，清化余热。

按摩方法：补脾经、补肺经、补肾经、揉板门、揉二马、清天河水、揉中脘、按揉足三里、捏脊等。

脾经位置：在拇指桡侧缘，自指尖到指根呈一直线。

操作：用左手握住宝宝左手，同时以拇、食二指捏住宝宝拇指，使之微屈，用右手拇指自指尖推向指根。

次数：100~500次。

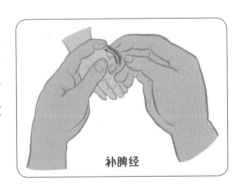

补脾经

肺经位置：在无名指末节螺纹面。

操作：用拇指指腹自无名指掌面末节指尖向横纹平推。

次数：100~500 次。

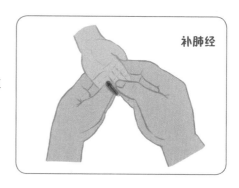

补肺经

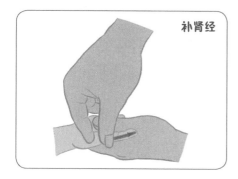

补肾经

肾经位置：在小指掌面稍偏尺侧，自小指尖至指根呈一直线。

操作：用拇指指腹自指根向小指尖平推。

次数：100~500 次。

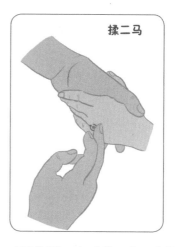

揉二马

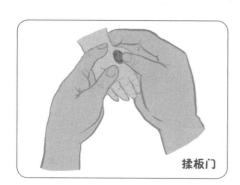

揉板门

板门位置：在手掌大鱼际平面。

操作：用左手托住宝宝左手，用右手拇指或食指在大鱼际平面的中点处做揉法。

次数：100~300 次。

二马位置：在手背，当无名指及小指掌指关节后凹陷中。

操作：用拇指或中指揉之。

次数：100~500 次。

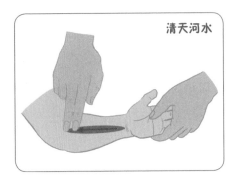

天河水位置： 在前臂内侧正中，自腕横纹到肘横纹呈一直线。

操作： 用食、中二指指腹，自腕横纹起，向上平推至肘横纹。

次数： 100~500 次。

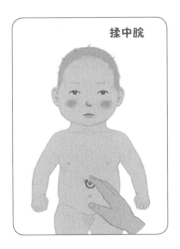

中脘位置： 位于前正中线上，当脐上 4 寸。

操作： 用食、中指指腹或掌根按揉之。

次数： 100~300 次。

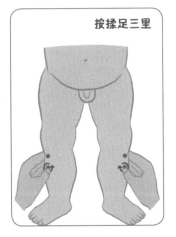

足三里位置： 在小腿，当外膝眼下 3 寸，距胫骨前缘一横指。

操作： 以拇指指腹按揉之。

次数： 30~50 次。

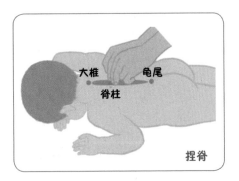

脊柱位置： 在背部，大椎至龟尾呈一直线。

操作： 双手拇指与食、中二指相对，自下而上做捏法。

次数： 3~7 次。

小贴士

麻疹有顺有逆，以上为麻疹顺证的按摩调理方法，顺证常预后良好。若为逆证，则可见疹点透发不爽，或隐而不现，或稀疏不齐、疹色紫暗，或疹点骤然消退。常伴有并发症，并发症以肺炎居多，症见体温升高，寒战胸痛，咳嗽气急，痰声辘辘，甚至面色苍白，唇甲青紫等。这时需要及时就医，中西医综合治疗。

小贴士

麻疹为飞沫传播疾病，对易感者要采取适当的隔离、预防措施，防止被传染。要注意房间内空气流通，随气候变化适时增减衣物，避免受凉，尤其在麻疹流行季节，要少带宝宝去人群密集的公共场所，以切断传播途径。患病的宝宝要卧床休息，避免直接吹风，保持口腔及眼、鼻清洁，要给予营养丰富、高维生素、易消化的流质或半流质饮食，并注意补充水分，少食多餐，严重者可以给予静脉补液。在恢复期可逐渐增加食量。注射麻疹减毒活疫苗是预防麻疹的有效措施，其预防率可达90%。

二十一、湿疹

婴儿湿疹，中医称之为"奶癣"或"胎敛疮"，是由多种内外因素引起的过敏性皮肤炎症，为婴儿时期最常见的皮肤病之一。皮损可表现为皮肤红斑、粟粒样丘疹、疱疹、水疱等，破溃后可见点状糜烂、渗液、结痂，伴剧烈瘙痒。湿疹常反复发作，急、慢性期重叠交替，病因大多难以确定。本病发病无明显季节性，但冬季常易复发，由于病变在表皮，愈后一般不留瘢痕。

哺乳期的妈妈恣食肥甘厚味或辛辣炙煿之物，或宝宝进食乳汁过量，或添加辅食后的宝宝进食过多高脂肪、高蛋白的食物，导致湿热内蕴，脾胃失和，当外感风热或湿邪，则内外风、湿、热邪搏结，发于肌肤，而为湿疹。

病症表现：湿疹多发于颜面，自两颊开始，逐渐蔓延至额部、头皮及全身，常伴有剧烈瘙痒，导致宝宝睡卧不安，精神烦躁，不思饮食，大便干结等，常缠绵难愈。

调理原则：清热利湿，疏风解毒。

按摩方法：清补脾经、清肺经、清胃经、清大肠、清肝经、运内八卦、退六腑、掐揉曲池、合谷穴、摩腹、揉脐、拿百虫、推下七节骨、推脊等。

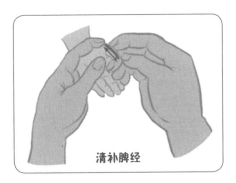

清补脾经

脾经位置：在拇指桡侧缘，自指尖到指根呈一直线。

操作：用左手握住宝宝左手，同时以拇、食二指捏住宝宝拇指，用右手拇指自指尖至指根来回推之。

次数：100~500 次。

肺经位置：在无名指末节螺纹面。

操作：用拇指指腹自无名指掌面末节横纹向指尖平推。

次数：100~500 次。

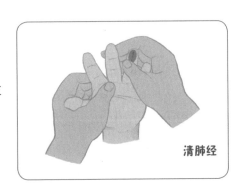

清肺经

胃经位置：在大鱼际桡侧，赤白肉际处。

操作：用拇指或食指指腹自掌根推向拇指根。

次数：100~500 次。

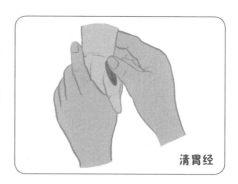

清胃经

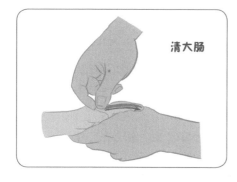

清大肠

大肠位置：在食指桡侧缘，由指尖至指根呈一直线。

操作：用拇指指腹，自指根直推至指尖。

次数：100~500 次。

肝经位置：在食指末节螺纹面。

操作：用左手握住宝宝左手，使其手指向上，手掌向外，然后用右手拇指指腹自食指末节横纹起推向指尖。

次数：100~500 次。

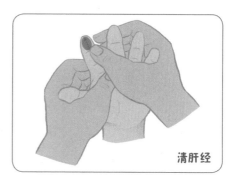

清肝经

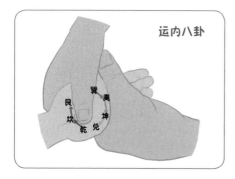

运内八卦

内八卦位置：在手掌面，以掌心（内劳宫穴）为圆心，以圆心到中指根横纹距离的 2/3 为半径，画一圆圈，八卦即在此圈上。

操作：用拇指指腹自乾向坎运至兑为一遍，在运至离时需轻轻而过。

次数：100~500 次。

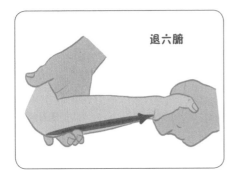

六腑位置： 在前臂尺侧，自肘关节至掌根呈一直线。

操作： 用食、中二指指腹，自肘关节平推至掌根。

次数： 100~500 次。

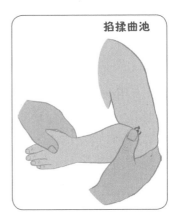

曲池位置： 屈肘，在肘横纹外侧端，当尺泽与肱骨外上髁连线的中点。

操作： 用拇指指甲掐之，继以揉之。

次数： 30~50 次。

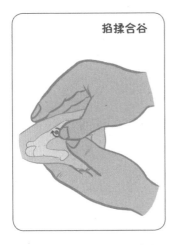

合谷位置： 在手背，当第 1、2 掌骨之间，第 2 掌骨桡侧中点。

操作： 以左手握宝宝左手，使其手掌拇指侧在上，再以右手拇指指甲掐之，继以揉之。

次数： 10~20 次。

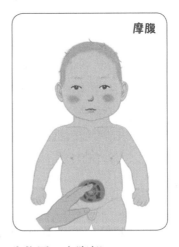

腹位置： 在腹部。

操作： 宝宝仰卧，用手掌掌面或四指摩之。

次数： 约 5 分钟。

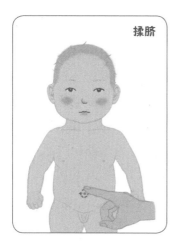

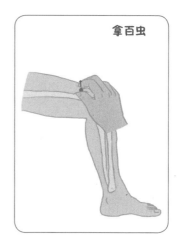

脐位置：位于肚脐。

操作：用指腹或掌根揉之。

次数：100~300 次。

百虫位置：在大腿上，约当血海穴上 1 寸处。血海穴位于大腿内侧，在髌底内侧端上 2 寸。

操作：用拇、食、中指提拿本穴。

次数：5~10 次。

七节骨位置：第 4 腰椎至尾骨端呈一直线。

操作：用拇指桡侧面或食、中指指腹自上而下推之。

次数：100~300 次。

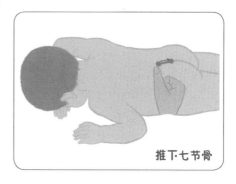

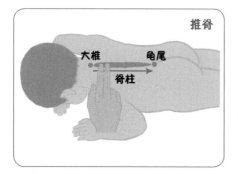

脊柱位置：在背部，大椎至龟尾呈一直线。

操作：用食、中指指腹自上而下直推。

次数：100~300 次。

小贴士

随着现今生活水平大幅度提高，我们能够摄入更多高脂肪、高蛋白、高糖分的食物，尤其在喂养宝宝方面，家长们可谓不遗余力、倾其所有，甚至有的家长给七八个月的宝宝进食海参等"滋补品"，其结果可想而知。这些过高的营养不但不能被宝宝身体吸收利用，反而会对身体造成负担，造成疾病。因此，我们强调，喂养宝宝要务必避免"感情喂养"，要时刻牢记"若要小儿安，常带三分饥与寒"。很多时候，宝宝的过敏体质是来自于妈妈怀孕时肆无忌惮的补充营养，和出生后被"一番好意"喂进大量的高蛋白过敏原。随着宝宝逐渐长大，接触到的食物越来越丰富，消化能力也不断加强，很多湿疹会自然改善。

小贴士

发生在尿布区域或肛周的湿疹，应与尿布皮炎相鉴别。尿布皮炎是指在新生儿的尿布区域，如肛门附近、臀部、会阴部等处，皮肤发红，有散在斑丘疹、疱疹或鳞屑等，又称新生儿红臀、尿布疹。尿布疹常因宝宝尿布更换不勤、洗涤不干净，或尿布质地较硬，而长时间刺激、摩擦宝宝皮肤导致，若继发细菌或念珠菌感染，则症状可能加重。要注意在宝宝大小便后用温开水将其臀部洗净，并用细软布擦干。尿布需充分洗净，避免洗衣液残留，并在阳光下暴晒后使用。若使用纸尿裤，则要经常更换，避免内部潮湿、生热。那么，爸爸妈妈们应该选择纸尿裤还是传统尿布呢？我们建议白天或在家中时使用传统尿布，保持皮肤干爽；带宝宝外出或晚上睡觉时使用纸尿裤，避免频繁更换。

二十二、幼儿急疹

幼儿急疹是因感受幼儿急疹时邪而突然发热，3~4 天后体温骤降，同时全身出现玫瑰红色小丘疹为特征的一种急性出疹性传染病。本病一年四季均可发生，以冬春季节发病者居多，多见于 6 月 ~1 岁的哺乳期宝宝。因皮疹形似麻疹，且病发于婴幼儿，故又称之为"奶麻"或"婴儿玫瑰疹"。

 小贴士

多数患本病的宝宝能顺利出疹，极少出现并发症，预后良好。病后可获得持久免疫力，很少有二次发病。且因哺乳期的宝宝活动范围较小，故本病一般不会出现大规模流行。

① 邪郁肌表

本病的原因为感受幼儿急疹时邪，其性属风热。风热时邪从口鼻而入，侵犯肺卫，郁于肌表，迅速化热。

病症表现：骤发高热，持续3~4 天，精神正常或略见烦躁，饮食减少，偶有囟填、抽风，舌咽红，苔薄黄，指纹浮紫。

调理原则：解表清热。

按摩方法：清肝经、清肺经、清心经、揉总筋、揉一窝风、推三关、退六腑、清天河水、四大手法、按揉大椎、揉肺俞、推脊等。

肝经位置：在食指末节螺纹面。

操作：用左手握住宝宝左手，使其手指向上，手掌向外，然后用右手拇指指腹自食指末节横纹起推向指尖。

次数：100~500 次。

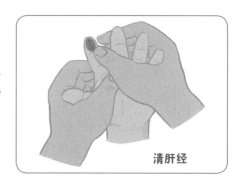

清肝经

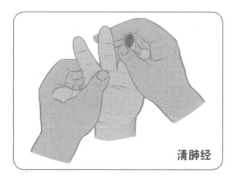

清肺经

肺经位置：在无名指末节螺纹面。

操作：用拇指指腹自无名指掌面末节横纹向指尖平推。

次数：100~500 次。

心经位置：在手中指末节螺纹面。

操作：用拇指指腹自中指掌面末节横纹向指尖平推。

次数：100~500 次。

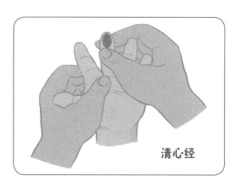

清心经

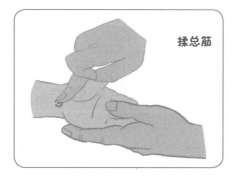

揉总筋

总筋位置：在腕横纹中点处。

操作：用拇指或中指指端揉之。

次数：100~300 次。

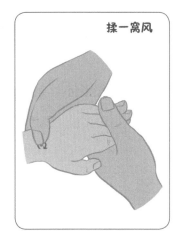

揉一窝风

一窝风位置：在手背，当腕横纹中央凹陷处。

操作：用拇指或中指端揉之。

次数：100~300 次。

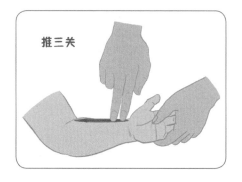

推三关

三关位置：在前臂桡侧，腕横纹至肘横纹呈一直线。

操作：食、中二指并拢，自腕横纹起直推至肘横纹处。

次数：100~500 次。

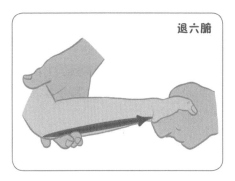

退六腑

六腑位置：在前臂尺侧，自肘关节至掌根呈一直线。

操作：用食、中二指指腹，自肘关节平推至掌根。

次数：100~500 次。

天河水位置：在前臂内侧正中，自腕横纹到肘横纹呈一直线。

操作：用食、中二指指腹，自腕横纹起，向上平推至肘横纹。

次数：100~500 次。

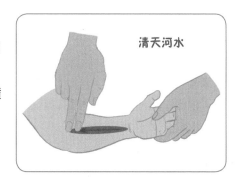

清天河水

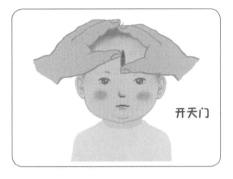

天门位置：两眉中间至前发际呈一直线。

操作：用两拇指指腹自眉心向前发际交替直推。

次数：30~50 次。

坎宫位置：自眉头起，沿眉至眉梢呈一横线。

操作：先用两拇指指腹分别轻按鱼腰穴，再自眉头起向眉梢做分推动作。

次数：30~50 次。

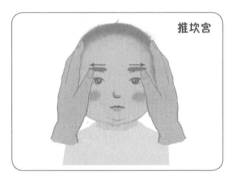

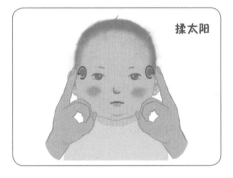

太阳位置：在眉后凹陷处。

操作：用拇指或中指指腹按揉之。

次数：30~50 次。

耳后高骨位置：耳后入发际，乳突后缘高骨下凹陷中。

操作：用两拇指或中指指腹揉之。

次数：30~50 次。

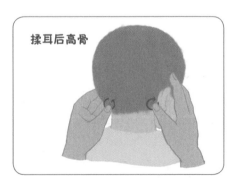

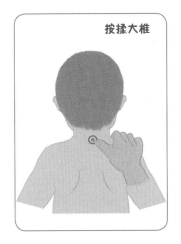

按揉大椎

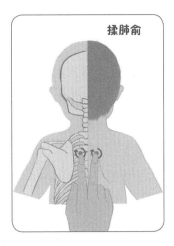

揉肺俞

大椎位置：在后正中线上，当第七颈椎棘突下。

操 作：用拇指或中指指腹按揉之。

次数：30~50 次。

肺俞位置：在第 3 胸椎棘突下，前正中线旁开 1.5 寸。

操 作：用两拇指或食、中指指腹揉之。

次数：50~100 次。

脊柱位置：在背部，大椎至龟尾呈一直线。

操 作：用食、中指指腹自上而下直推。

次数：100~300 次。

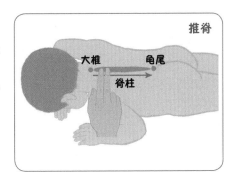

推脊

 小贴士

这一时期的按摩调理原则和手法与感冒之风热犯肺证类似。

2 毒透肌肤

宝宝乃稚阴稚阳之体，正气充盛，外邪入侵后，正气能奋起反抗，邪正相搏，使肺胃热毒泄于肌肤，从表而解。

病症表现：身热已退，肌肤出现玫瑰红色小丘疹，皮疹始见于躯干部，很快延及全身，约1~2天后皮疹消退，无瘙痒，或伴口干、食欲减退，舌质偏红，苔薄少津，指纹淡紫。

调理原则：清热生津。

按摩方法：清肝经、清肺经、清心经、清大肠、补肾经、运内八卦、分手阴阳、捣揉小天心、掐揉五指节、退六腑等。

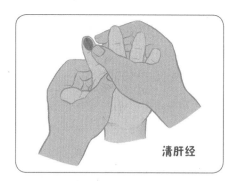

清肝经

肝经位置：在食指末节螺纹面。

操作：用左手握住宝宝左手，使其手指向上，手掌向外，然后用右手拇指指腹自食指末节横纹起推向指尖。

次数：100~500次。

肺经位置：在无名指末节螺纹面。

操作：用拇指指腹自无名指掌面末节横纹向指尖平推。

次数：100~500次。

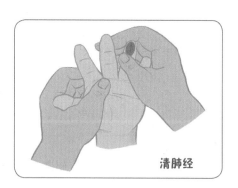

清肺经

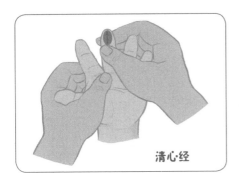

清心经

心经位置：在手中指末节螺纹面。

操作：用拇指指腹自中指掌面末节横纹向指尖平推。

次数：100~500 次。

大肠位置：在食指桡侧缘，由指尖至指根呈一直线。

操作：用拇指指腹，自指根直推至指尖。

次数：100~500 次。

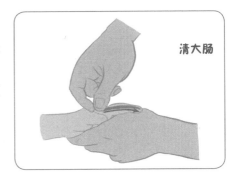

清大肠

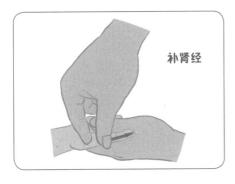

补肾经

肾经位置：在小指掌面稍偏尺侧，自小指尖至指根呈一直线。

操作：用拇指指腹自指根向小指尖平推。

次数：100~500 次。

内八卦位置：在手掌面，以掌心（内劳宫穴）为圆心，以圆心到中指根横纹距离的 2/3 为半径，画一圆圈，八卦即在此圈上。

操作：用拇指指腹自乾向坎运至兑为一遍，在运至离时需轻轻而过。

次数：100~500 次。

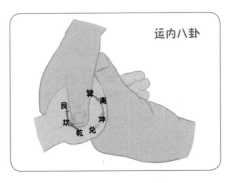

运内八卦

巽 离
艮 坤
坎 兑
乾

大横纹位置：仰掌，在掌后横纹处。

操作：用两拇指自总筋向两旁分推，称"分推大横纹"，又称"分手阴阳"。

次数：30~50次。

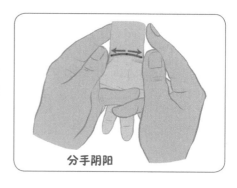

分手阴阳

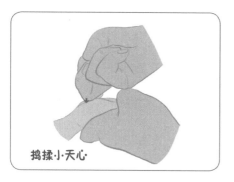

捣揉小天心

小天心位置：在掌根，大、小鱼际交界处凹陷中。

操作：用中指指尖或屈曲的指间关节捣并揉之。

次数：捣10~20次，揉100~300次。

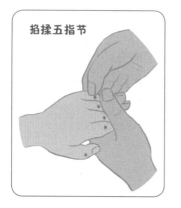

掐揉五指节

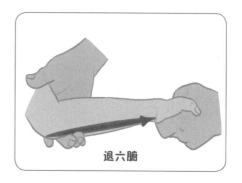

退六腑

五指节位置：在掌背，当第1至5指第1指间关节横纹处。

操作：用拇指指甲掐之，称"掐五指节"；用拇、食指揉搓，称"揉五指节"。

次数：掐3~5次，揉搓30~50次。

六腑位置：在前臂尺侧，自肘关节至掌根呈一直线。

操作：用食、中二指指腹，自肘关节平推至掌根。

次数：100~500次。

小贴士

患幼儿急疹的宝宝，无论打针还是吃药，都无法遏制其反复发热。而且，只有等到热退疹出，才能确诊本病。但是，只要宝宝精神状态良好，爸爸妈妈们就不用太着急，只需对症处理，密切观察病情变化即可。采用按摩调理，可以增加宝宝免疫力，并帮助驱除邪气。对于高热的宝宝，可以采用温水毛巾擦拭腋窝、腹股沟等大血管经过的部位，以物理降温，防止宝宝高热惊厥。这一时期，宝宝应在家中静养，不要去婴幼儿密集的场所，避免交叉感染。

二十三、小儿肌性斜颈

小儿肌性斜颈是指以头向患侧歪斜、前倾，颜面旋向健侧为特点的先天性疾病，俗称"歪脖"。通常，我们把斜颈分为4型，包括一侧胸锁乳突肌挛缩导致的肌性斜颈、脊柱畸形引起的骨性斜颈、视力障碍导致代偿姿势性斜颈及颈部肌麻痹导致的神经性斜颈。在这里，我们主要介绍肌性斜颈的调理、养护方法。

本病的发生原因有很多种观点，主要包括以下几点：第一，与分娩时的损伤有关。大家普遍认为，分娩时一侧胸锁乳突肌因受产道或产钳挤压而受伤出血，血肿随后机化形成挛缩；第二，与分娩时胎儿头位不正有关。头位不正时，一侧胸锁乳突肌的血液供给受阻，引起肌肉缺血性改变；第三，有人认为本病与分娩过程无关，而与胎儿在子宫内头部长时间向一侧偏斜有关。

小贴士

　　机化，是指坏死组织、血栓、脓液或异物等不能完全溶解吸收或分离排出，则由新生的肉芽组织吸收取代的过程。此过程最终形成瘢痕组织。

　　病症表现：出生后即可发现宝宝一侧颈部胸锁乳突肌可触及棱形肿块，肿块局部无红、肿、热、痛的表现，宝宝头歪向患侧，下颌转向健侧，头前倾，患侧颜面及眼裂小。超声检查可帮助确诊。

　　调理原则：舒筋活血，软坚消肿。

　　按摩方法：

　　（1）宝宝仰卧，操作者用拇指或食、中二指自患侧胸锁乳突肌起点至止点做推揉法，约2~3分钟。

　　（2）用拇指及食、中二指相对，拿患侧肌肉硬结处10~15分钟。

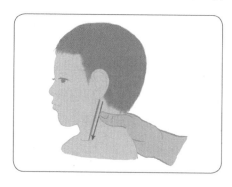
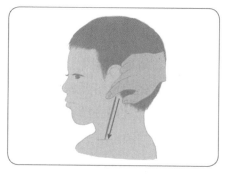

　　（3）用一手扶住宝宝患侧肩部，另一手扶住头部，两手同时向相反方向扳拉，使宝宝头部渐渐向健侧肩部倾斜，以逐渐拉长患侧胸锁乳突肌，反复操作7~10次。

　　（4）再次推揉患侧胸锁乳突

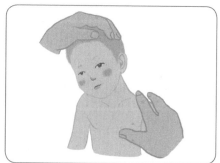

肌，以放松局部。

（5）如宝宝面部及肩部畸形明显者，加点按太阳、颊车、人中、迎香、风池、肩井、肩髃、天宗等穴各5~10次，以活血通络，纠正畸形。若患侧上肢活动障碍，则可在患侧上肢施以揉、拿、一指禅推等法2~3分钟，并点按肩髎、肩髃、臂臑、天宗、曲池、尺泽、手三里、内关、外关、合谷等穴各5~10次，以加强患肢血供，促进功能恢复。

（6）每次推拿治疗后，可局部热敷10~15分钟。

预后：本病越早发现及治疗，预后越好。在治疗的同时，爸爸妈妈们也要在日常生活中注意宝宝姿势的矫正，如在喂奶、玩具逗引、睡眠过程中，尽量引导宝宝做与头面畸形相反方向的动作，使患侧胸锁乳突肌经常被动牵拉伸展。如果宝宝不能得到及时有效的治疗，则往往会留下后遗症状，比如颜面不对称、耸肩、代偿性胸椎侧凸、胸锁乳突肌骨疣样改变等。

二十四、臂丛神经损伤

宝宝出生时，因臂丛神经干或神经根受损伤而引起上肢麻痹，称为新生儿臂丛神经损伤。根据受牵连的神经节段不同，可表现为上臂麻痹、前臂麻痹和全臂麻痹3种类型，其中以上臂麻痹最为多见。

小贴士

臂丛神经是支配上肢的主要神经，可分为根、干、束3段，各段均有分支支配相应的肌肉。一般认为，第5、6颈神经损伤易导致上臂麻痹，第8颈神经或第1胸神经损伤可引起前臂麻痹，臂丛神经束损伤则可致全臂麻痹。

产妇生产时，因宝宝胎位不正、巨大儿，妈妈宫缩乏力，或助产人员过急过猛牵拉宝宝头部等，均可使一侧颈肩过度分离，造成臂丛神经的牵拉及撕裂损伤。

小贴士

胎儿体重过大是产后出现臂丛神经损伤的重要原因之一，因此，妈妈们在怀孕期间一定要合理饮食，适度运动，按时体检，把宝宝的体重控制在正常范围内，以减少不必要的损伤。产后的新妈妈们也不可以恣意进食高脂肪、高蛋白的食物，避免宝宝肥胖，或出现哺乳期乳汁淤积、急性乳腺炎等病症。哺乳期该怎样合理饮食，在本丛书"妈妈篇"各书中我们还会详细介绍。

病症表现：

（1）上臂麻痹者，表现为患肢下垂，患肩不能外展，肘部微屈，前臂旋前等。

（2）前臂麻痹者，因症状不明显，往往在出生后一段时间才能发现，患侧手部大小鱼际肌肉萎缩，屈指肌力较弱，常伴有前臂感觉减退等。

（3）全臂麻痹者，宝宝一出生便可发现全臂不能自主运动，感觉减退或消失，锁骨上窝处可能会有血肿，上肢内收、内旋肌肉萎缩，肱骨头半脱位，肩峰下垂等。

调理原则：通经活络，行气活血。

按摩方法：

（1）按揉大椎、肩井、天宗、肩贞、肩髃等肩关节周围穴位约5分钟。

（2）上下往返按揉肩髃、臂臑、曲池、手三里、外关、合谷等上肢穴约5分钟。

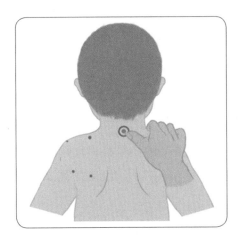

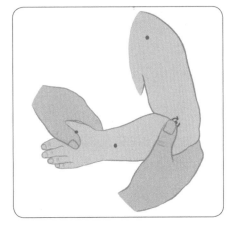

（3）用食、中、无名指摩揉中府、云门、极泉等穴约2分钟。

（4）操作者用一手依次固定宝宝患侧肩、肘、腕关节，分别做屈伸、环摇等被动运动，每个部位约5~10次。

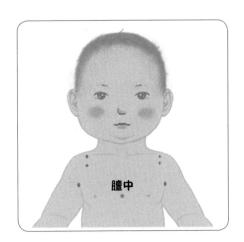

膻中

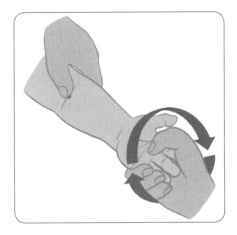

 小贴士

给宝宝做按摩时，手法务必要轻柔，尤其是屈伸、环摇等被动运动，动作要缓和，切忌硬扳强拉，要顺应宝宝的正常关节运动方向，避免加重损伤。

二十五、桡骨头半脱位

桡骨头半脱位是指构成肱桡关节和上尺桡关节的桡骨头异常脱出导致的肘关节功能障碍性疾病，又称"牵拉肘""肘错环""肘脱环"等，多发生于4岁以内的宝宝。

宝宝桡骨头发育尚不完全，头颈直径几乎相等，环状韧带松弛，当肘关节突然受到牵拉时，例如爸爸妈妈在给宝宝穿脱衣服时过度牵拉胳膊，或宝宝在走路跌倒的瞬间突然被大人握住手腕，或爸爸妈妈们抓住宝宝双手"打提溜"等。桡骨头向远端滑移，肱桡关节间隙加大，关节内负压增加，关节囊和环状韧带被吸入肱桡关节间隙。在恢复原位时，环状韧带的上半部退缩不及而卡压在肱桡关节内，使关节回复受阻，而形成桡骨头半脱位。

病症表现： 宝宝有被外力牵拉的损伤史，损伤后，一侧前臂不能抬举、肘关节疼痛、微屈，前臂呈旋前位，患侧握力减退，局部无明显肿胀、畸形。X线检查往往不能显示病变。

调理原则： 手法复位，防止复发。

按摩方法：

（1）家长怀抱宝宝，使宝宝与操作者相对、正坐。

（2）以右侧肘关节为例：操作者用左手拇指按压宝宝右臂桡骨头外侧处，右手握宝宝手腕，稍加牵引至肘关节伸直后，慢慢将前臂旋后，并屈曲肘关节，此时常可听到轻微的"咔吧"声，说明关节复位了。

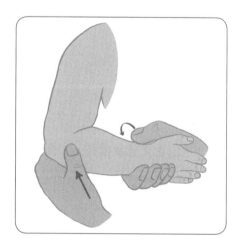

（3）复位后，肘部疼痛消失，宝宝可立刻停止哭闹，屈肘自如，能上举取物。

（4）复位后一般无需用药，但可用颈腕吊带保持上肢屈肘位2~3天，令局部充分休息。

（5）爸爸妈妈们要特别注意生活中的小细节，如给宝宝穿宽松衣物，穿脱衣物时要动作轻柔，不要提拉双臂逗宝宝玩耍等，以避免反复发生桡骨头半脱位而形成习惯性滑脱。

二十六、脑瘫

小儿脑瘫是小儿脑性瘫痪的简称，是指在孕期至新生儿期，由多种原因引起的宝宝大脑非进行性损伤，出现以运动功能障碍及姿势异常为主要表现的综合征，有时可伴有智力障碍。

引发小儿脑瘫的原因有很多，比如父母亲吸烟、酗酒、吸毒，母亲患有妊娠期高血压、糖尿病等疾病或患精神病，胎儿在子宫内发育异常或生产过程异常，以及多胎、早产，出生后窒息、吸入性肺炎、缺氧缺血性脑病、核黄疸、颅内出血、感染、中毒及营养不良等。中医认为，上述因素都属于先天不足、后天失养，或病后失调，均可致精血不足、脑髓不充，使四肢百骸无法行使正常功能，而发本病。

病症表现：

（1）运动障碍：运动自我控制能力差。肌肉松软不能翻身，扶宝宝站立或跳动时，可见下肢内收内旋，两腿交叉呈剪刀样，足跟悬空，足尖着地。严重的患儿双手不会抓东西，双脚不会行走，有的甚至不会翻身，不会坐起，不会站立，不会正常的咀嚼和吞咽。

小贴士

正常宝宝在出生后不久，在直立时就可出现两脚交互迈步动作，这叫做踏步反射。3个月的宝宝仍无法完成这一动作时，要怀疑脑瘫。

（2）姿势障碍：各种姿势异常，姿势的稳定性差。如上肢肘关节屈曲，内收于胸前，腕关节、手指关节屈曲，肌张力高。3个月仍不能头部竖直，习惯于偏向一侧；4~5个月挺腰时，头仍左右前后摇晃；4个月仍拇指内收，手不张开。

（3）智力障碍：约由1/4的脑瘫宝宝智力正常，约3/4会存在不同程度的智力障碍，如2个月不能微笑；4个月不能大声笑；6个月时仍对叫名字没有反应等。

（4）语言障碍：语言表达困难，发音不清或口吃。

（5）视听觉障碍：以内斜视及对声音的节奏辨别困难最为多见。

（6）生长发育障碍：如中医讲的五迟、五软等。

（7）情绪和行为障碍：脑瘫的宝宝性格常常固执、任性、易怒、孤僻，情绪波动大，有时会出现强迫、自伤、侵袭行为。

（8）有约一半的脑瘫宝宝会出现癫痫发作，尤其是智力重度低下的宝宝。

调理原则：补肾固本，健脑益智。

按摩方法：补脾经、补肾经、清肝经、捣揉小天心、揉二马、揉中脘、摩腹、揉气海、揉关元、按揉肩髃、曲池、外关、合谷、足三里、阳陵泉、丰隆、太冲、环跳、承扶、拿委中、摩百会、捏脊等。

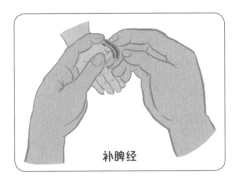

补脾经

脾经位置：在拇指桡侧缘，自指尖到指根呈一直线。

操作：用左手握住宝宝左手，同时以拇、食二指捏住宝宝拇指，使之微屈，用右手拇指自指尖推向指根。

次数：100~500次。

肾经位置：在小指掌面稍偏尺侧，自小指尖至指根呈一直线。

操作：用拇指指腹自指根向小指尖平推。

次数：100~500次。

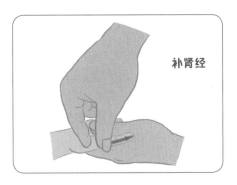

补肾经

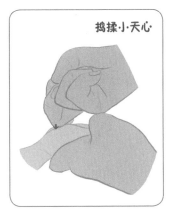

捣揉·小天心

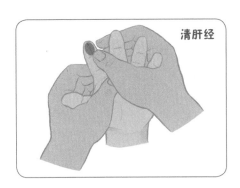

清肝经

肝经位置：在食指末节螺纹面。

操作：用左手握住宝宝左手，使其手指向上，手掌向外，然后用右手拇指指腹自食指末节横纹起推向指尖。

次数：100~500次。

小天心位置：在掌根，大、小鱼际交界处凹陷中。

操作：用中指指尖或屈曲的指间关节捣并揉之。

次数：捣10~20次，揉100~300次。

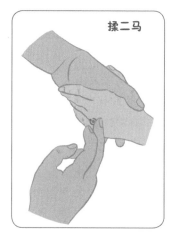

二马位置：在手背，当无名指及小指掌指关节后凹陷中。

操作：用拇指或中指揉之。

次数：100~500 次。

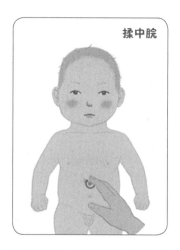

中脘位置：位于前正中线上，当脐上 4 寸。

操作：用食、中指指腹或掌根按揉之。

次数：100~300 次。

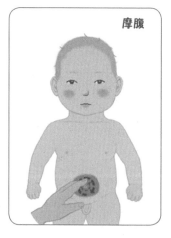

腹位置：在腹部。

操作：宝宝仰卧，用手掌掌面或四指摩之。

时间：约 5 分钟。

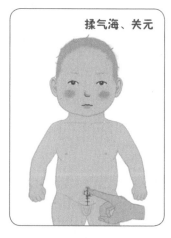

气海、关元位置：在腹中线上，分别位于脐下 1.5、3 寸。

操作：用拇、食或中指指腹揉之。

次数：各 100~300 次。

肩髃位置：在肩峰前下方，当肩峰与肱骨大结节之间的凹陷处。

曲池位置：屈肘，在肘横纹外侧端，当尺泽与肱骨外上髁连线的中点。

外关位置：在前臂，当腕背横纹上2寸，尺骨与桡骨之间。

合谷位置：位置：在手背，当第1、2掌骨之间，第2掌骨桡侧中点。

操作：用拇、食或中指指腹依次按揉之。

次数：各100~300次。

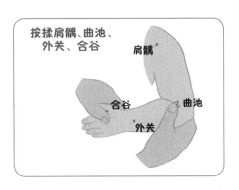

按揉肩髃、曲池、外关、合谷

肩髃　合谷　外关　曲池

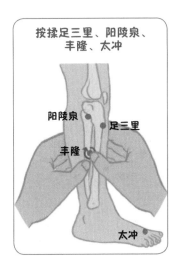

按揉足三里、阳陵泉、丰隆、太冲

阳陵泉　足三里　丰隆　太冲

足三里位置：在小腿，当外膝眼下3寸，距胫骨前缘一横指。

阳陵泉位置：在小腿外侧，当腓骨头前下方凹陷处。

丰隆位置：位置：在小腿，当外踝尖上8寸，距胫骨前缘二横指处。

太冲位置：在足背，当第1、2跖骨结合部之前凹陷中。

操作：用拇、食或中指指腹依次按揉之。

次数：各30~50次。

环跳位置：在股外侧，当股骨大转子最凸点与骶骨裂孔连线的中、外1/3交界处。

承扶位置：在大腿后面，臀下横纹的中点。

操作：用拇、食或中指指腹依次按揉之。

次数：各30~50次。

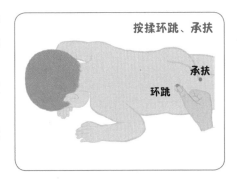

按揉环跳、承扶

承扶　环跳

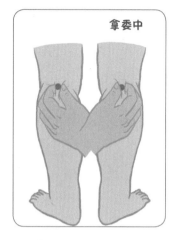

委中位置：在腘窝中央。

操作：用拇、食指相对，提、拿、钩、拨腘窝中的肌腱。

次数：3~5次。

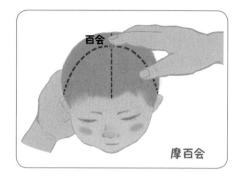

百会位置：在头顶，前、后发际正中连线，与两耳尖连线交会处（当前发际正中之上5寸）。

操作：一手扶住宝宝头部，另一手用全手掌或四指指腹摩揉。

次数：100~200次。

脊柱位置：在背部，大椎至龟尾呈一直线。

操作：双手拇指与食、中二指相对，自下而上做捏法。

次数：3~7次。

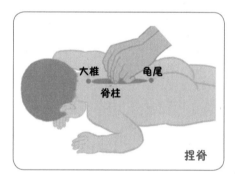

 小贴士

在宝宝的生长过程中，爸爸妈妈们要注意观察宝宝各阶段生理技能的掌握情况，以利于早期发现本病。如确诊本病，宜尽早采取系统的康复治疗措施，以刺激大脑细胞，提高脑细胞兴奋性，最大程度地改善肢体功能，提高生活质量。